Eine Bedarfsanalyse zur Kommunikation
zwischen Arzt und HIV-Patient
in Deutschland

Eine Bedarfsanalyse zur Kommunikation zwischen Arzt und HIV-Patient in Deutschland

Kerstin Seidel und Klaus Klein

Unter wissenschaftlicher Mitarbeit von:
Jürgen Stechel
Hans-Werner Voß

gkv
Gabriele Klein Verlag
Köln 1994

Die Autoren danken der *Gesellschaft für Umwelt, Gesundheit und Kommunikation e.V.*, Köln für die freundliche Unterstützung bei diesem Projekt.

Autoren

Prof. Dr. Klaus Klein [1,2]
Direktor der Forschungsstelle für Gesundheitserziehung der Universität zu Köln

Kerstin Seidel [1]

Dr. Jürgen Stechel

Dr. Hans-Werner Voß

Anschriften der beteiligten Institutionen

[1] Universität zu Köln
Forschungsstelle für Gesundheitserziehung
Gronewaldstr. 2
50931 Köln

[2] Gesellschaft für Umwelt, Gesundheit und Kommunikation e.V.
Auf dem Pützacker 8
51067 Köln

Die Deutsche Bibliothek-CIP-Einheitsaufnahme

Seidel, Kerstin
Eine Bedarfsanalyse zur Kommunikation zwischen Arzt und HIV-Patient in Deutschland / Kerstin Seidel und Klaus Klein. Unter wiss. Mitarb. von: Jürgen Stechel; Hans-Werner Voss [Forschungsstelle für Gesundheitserziehung, Universität zu Köln].
 Köln: gkv, Klein, 1994
 ISBN 3-926135-24-7
 NE: Klein, Klaus:

© Gabriele Klein Verlag Köln, 1994

ISBN 3-926135-24-7

Inhaltsverzeichnis

1	Einleitung	7
2	Beteiligte Institutionen	10
3	Forschungsstelle für Gesundheitserziehung	13
4	Ein Überblick der Fortbildungen zum Thema HIV/AIDS in Deutschland	15
5	Durchführung des Pretests zur Evaluation der Fragebögen	21
6	Durchführung der Hauptbefragung	23
6.1	Inhalte der Fragebögen	24
6.1.1	Patientenfragebogen	24
6.1.2	Arztfragebogen	24
6.2	Verteilung der Fragebögen	25
6.2.1	Verteilung der Fragebögen an Ärzte	25
6.2.2	Verteilung der Fragebögen an Patienten	28
7	Ergebnisse	31
7.1	Ergebnisse der Ärztebefragung	31
7.2	Ergebnisse der Patientenbefragung	45
8	Zusammenfassung	56
9	Ausblick	68
10	Zitate von HIV-Infizierten	69
10.1	Zitate aus beigelegten Briefen	69
10.2	Zitate in Ergänzung zu einzelnen Fragen	70

11	Literatur	72
12	Adressen	84
13	Anhang	86
13.1	Abbildungen der Ergebnisse der Ärztebefragung	86
13.2	Abbildungen der Ergebnisse der Patientenbefragung	105
13.3	Abbildungen der Ergebnisse des Vergleichs der Ärzte- und Patientenbefragung	123
13.4	Arztfragebogen	133
13.5	Patientenfragebogen	146

1 Einleitung

Der Einfluß der *Kommunikation* ist gerade in dem Bereich der Gesundheitsförderung von enormer Bedeutung.
Ganz besonders negativ wirkt sich beispielsweise eine unzureichende Kommunikation zwischen Arzt und Patient auf die Patienten-Compliance aus. Mangelhafte Verständigung verhindert nicht nur den Heilungsprozeß, sondern frustriert Arzt und Patient gleichermaßen.
Diese Tatsache und die steigende Anzahl HIV-infizierter Menschen in Europa, hat zur Idee und Gründung des Projektes *"Communicating Health / AIDS"* geführt.
In Anbetracht der zunehmenden Verbreitung der HIV-Erkrankung müssen sich immer mehr niedergelassene Ärzte mit diesem Thema befassen und werden gefordert sowohl bei der Prävention der Erkrankung bzw. der Infektion als auch hinsichtlich der Betreuung von HIV-Patienten, deren Beratung und Behandlung. Eine permanente Diagnostik des zu Behandelnden ist ebenfalls unumgänglich. In Deutschland wird der Trend deutlich, daß viele HIV-Patienten bei der Versorgung weg von den Kliniken hin zu den niedergelassenen Ärzten gehen. Das hat für die Patienten den Vorteil einer mehr persönlichen und vertrauten Umgebung und den Gewinn einer langjährigen Begleitung des Arztes, die der Kliniker nicht gewährleisten kann. Hinzukommt die Möglichkeit der freien Wahl des Arztes.

Die *Forschungsstelle für Gesundheitserziehung* der Universität zu Köln entwickelt in Zusammenarbeit mit acht EU-Ländern (Belgien, Frankreich, Griechenland, Großbritannien, Luxemburg, Niederlande, Portugal und Spanien) ein Trainingsprogramm für Mediziner, um die Verständigung zwischen Arzt und HIV-Patient zu verbessern. Dieses spezielle Fortbildungsprogramm soll vor allem dem niedergelassenen Arzt den kommunikativen Umgang mit seinen HIV-Patienten erleichtern und ihm praktische Hilfen geben, spezifische (HIV-bedingte) Situationen in der Praxis zu bewältigen.

Das Projekt *"Communicating Health / AIDS"* ist in zwei Phasen eingeteilt. Die erste Phase (Oktober 1992 - Dezember 1993) beinhaltete die Planung und Entwicklung der Ideen, die Literaturrecherchen der beteiligten Länder und die Bedarfsanalysen der involvierten Staaten. Hierbei wurde das Wesen und die Wirksamkeit der bestehenden Kommunikation zwischen Arzt und Patient analysiert, und der Bedarf an Fortbildungen für Ärzte mit HIV-Patienten im Rahmen einer Umfrage ermittelt.
Der zweite Teil des Projektes (Januar 1994 - September 1995) befaßt sich mit der Auswertung der im ersten Teil erhobenen Daten und der Entwicklung des gemeinsamen, länderübergreifenden Trainingsprogramms.

Um die Bedürfnisse und Wünsche sowohl der Ärzte als auch der HIV-Positiven hinsichtlich ihres Verhältnisses untereinander besser kennenzulernen, wurden zwei aufeinander abgestimmte Fragebögen entwickelt und in die Sprachen der jeweiligen Länder übersetzt. Die Fragen beziehen sich - neben der Erhebung einiger allgemeiner demographischer Daten - inhaltlich größtenteils auf die Arzt-Patienten-Beziehung und die dabei praktizierten Kommunikationsstrukturen.
Eine Kopie der beiden Fragebögen ist in der Anlage enthalten.

Die Ergebnisse der Befragungen haben in den unterschiedlichen Ländern eine relativ ähnliche Problematik erkennen lassen. Als Konsequenz für das *Training Package* bedeutet dies folgende Entwicklung:
Neben der Erarbeitung eines *Kernmoduls*, welches die grundlegenden Kommunikationstechniken in Theorie und Praxis beinhaltet, werden *Flexible Module* zu den Themen "Sterbebegleitung", "Sprechen über Sexualität und Sexualverhalten" und "Übermitteln von schlechten Nachrichten" für das Programm konzipiert. Das fertige Schulungskonzept wird

Einleitung

(in Deutschland) aus einem zweitägigen Seminar bestehen und in erster Linie aktive Elemente (Rollenspiele, Einsatz von Videoaufnahmen etc.) enthalten.

Eine vorläufige Fassung der Fortbildung wird voraussichtlich November 1994 in den verschiedenen Sprachen vorliegen. In der Zeit von Dezember 1994 bis Februar 1995 wird in den beteiligten Länder die Evaluation des Programms durchgeführt und anschließend die endgültige Version erarbeitet.

2 Beteiligte Institutionen

Folgende Liste der beteiligten EU-Länder beinhaltet die Anschriften der entsprechenden Institutionen mit den verantwortlichen Mitarbeitern. Die Mitgliederliste enthält den aktuellen Stand vom Juli 1994. Im Laufe des Projektes sind einige Institutionen ausgeschieden und andere hinzugekommen.

Belgien
Health Education Unit   Alain Deccache
University of Louvain   Karin van Ballekom-
7250 Tour Ehrlich   van de Ven
Av. Mounier
1200 Brussels

Centre for Patient Education   Claude Renard
Fond de la Biche 4
5530 Godinne

Deutschland
Forschungsstelle für Gesundheitserziehung   Klaus Klein
Universität zu Köln   Kerstin Seidel
Gronewaldstr. 2
50931 Köln

Frankreich
Comite Francais pour le Développement   Pascal Garel
du Programme HOPE
(COFRA HOPE)
Allée de l'Ille Gloriette 5
44035 Nantes

Griechenland
Department of Hygiene and Epidemiology   Eleni Petridou
School of Medicine
University of Athens
75 Mikras Afias
11527 Athen (Goudi)

Hellenic Society for Social Pediatrics   Yannis Skalkidis
and Health Promotion
15 Oceanidon Street
11745 Athens

Großbritannien
South West Thames Regional   Derek Bodell
Health Authority   Maggie Davies
Public Health and Policy Directorate
40 Eastbourne Terrace
London W2 3 QR

Luxemburg
Luxembourg Red Cross, Henri Goedertz
"AIDS-Berodung"
94 Boulevard Patton
2316 Luxembourg

Niederlande
Department of General Practice Lode Wigersma
Academic Medical Centre
University of Amsterdam
Meibergdreef 15
1105 A2 Amsterdam

Portugal
Institution derzeit nicht bekannt

Spanien
Avedis Donabedian Foundation Rosa Sunol
Diagonal 341, 302 A
08037 Barcelona

Infections Diseases Unit José L. Barrio
Hospital Sant Pan
S. Antoni M. Claret 167
08025 Barcelona

3 Forschungsstelle für Gesundheitserziehung

Die Realisierung des Europäischen Projektes "Communicating Health / AIDS" in Deutschland wurde von der *Forschungsstelle für Gesundheitserziehung* an der Erziehungswissenschaftlichen Fakultät der Universität zu Köln durchgeführt.

Die Forschungsstelle ist innerhalb des *Instituts für Naturwissenschaften und ihre Didaktik* der Abteilung Biologie untergliedert. Sie besteht seit 1986 und wird von Prof. Dr. Klaus Klein geleitet, der seit 1983 in Lehre und Forschung auf dem Gebiet der Gesundheitserziehung und -förderung tätig ist. Sein Mitarbeiterstab setzt sich interdisziplinär aus Biologen, Medizinern, Ökotrophologen, Pädagogen, Psychologen und Sportwissenschaftlern zusammen.

Die Arbeitsbereiche der *Forschungsstelle für Gesundheitserziehung* erstrecken sich - neben der Ausbildung von zukünftigen Lehrern - über das vielfältige Spektrum der Gesundheitsförderung mit dem Ziel, neben der Aufklärung und Prävention auch epidemiologische Daten zu verschiedenen Erkrankungen zu erheben. Bei der Auswahl diesbezüglicher Projekte handelt es sich in erster Linie um Erkrankungen, die aufgrund ihrer weiten Verbreitung eine hohe Relevanz für das Gesundheitssystem darstellen, wie z.B. Osteoporose und Atemwegs- oder Schilddrüsenerkrankungen.

Da der Kommunikation innerhalb der verschiedenen Bereiche im Gesundheitswesen eine zentrale Bedeutung zukommt, ist von der *Forschungsstelle für Gesundheitserziehung* eine monographische Publikation zu diesem Thema erarbeitet worden: *Klein, K; Esser, U; Moritz S: Die effektive Kommunikation in der Arzt-Praxis. (gkv, Köln 1993)*. Die in dieser Publikation dokumentierten Sachverhalte basieren auf langjährige Erfahrungen in der Entwicklung und Durchführung von Patienten-Seminaren zu verschiedenen Erkrankungen. Diese Seminare sind als "Train the Trainer"-Seminare konzipiert, d.h. es wird dem Seminarleiter ein modulares Gesamtkonzept mit medizinischem Grundlagenwissen, didaktisch aufbereiteten Unterrichtsmaterialien sowie Zeitpläne zur Realisierung eines Seminares zur Verfügung gestellt, das ihm eine zügige Vorbereitung und eine optimale Lehr- und Lernorganisation ermöglicht.

Diese bereits aus der Praxis gewonnenen Erkenntnisse fließen als Erfahrungsgrundlage bei der Entwicklung des Trainingsprogramms *Training Pack for Doctors communicating with People affected by HIV/AIDS* ein.

Im gesamten folgenden Text wird keine Unterscheidung bei der Schreibweise von Arzt/Ärztin, Patient/Patientin etc. vorgenommen. Bei den *Ärzten/Patienten* handelt es sich sowohl um weibliche als auch männliche Ärzte/Patienten.

4 Ein Überblick der Fortbildungen zum Thema *HIV/AIDS* in Deutschland

Eine vollständige Recherche aller Fortbildungsmaßnahmen in Deutschland bezüglich der AIDS-Thematik ist nahezu unmöglich, da es eine unüberschaubare Vielzahl von Institutionen und Vereinen gibt, die sich in unterschiedlicher Weise mit dem Thema "AIDS" beschäftigen.
Sowohl bundesweit tätige Institutionen als auch Einrichtungen der Länder, Kreise und Kommunen bieten ebenso wie Verbände, Stiftungen und die *AIDS-Hilfen* zahlreiche Schulungen an. Inhaltlich vermitteln die Angebote medizinisch-biologische, psychologische, ethische, rechtliche, sozial- und sexualwissenschaftliche und gesellschaftspolitische Zusammenhänge.
Alle diese Fortbildungen werden mittlerweile in unterschiedlichsten Formen den beteiligten Berufsgruppen angeboten, d.h. Ärzten, Pflegekräften, Sozialarbeitern, Lehrern, Juristen und Mitarbeitern der *AIDS-Hilfen* ebenso wie den Betroffenen und deren Angehörigen.
Das vorliegende Manuskript kann aus den eben ausgeführten Gründen keinen Anspruch auf Vollständigkeit bei der Aufzählung der bestehenden Fortbildungsangebote und ihrer Institutionen erheben.

Fortbildungen durch Behörden und Institutionen auf Bundesebene

Das *Bundesministerium für Gesundheit* (*BMG*, Bonn) finanziert gezielte Fortbildungsmaßnahmen, u.a. Hospitationsprogramme für Ärzte und Krankenpflegepersonal aus regionalen Krankenhäusern, bei denen sie mit den wichtigsten Problemen der ärztlichen und pflegerischen Betreuung von AIDS-Patienten und HIV-Infizierten vertraut gemacht werden.
Die in den wichtigsten AIDS-Behandlungszentren gewonnenen neuen Erkenntnisse werden hier aufgearbeitet und für niedergelassene Ärzte in Form von Fortbildungsveranstaltungen umgesetzt.

Zusätzlich fördert das *BMG* einen Konsiliardienst für niedergelassene Ärzte als ständiges Beratungsangebot bezüglich aller Fragen der AIDS-Behandlung.

Die überregional tätige Institution *Bundeszentrale für gesundheitliche Aufklärung* (*BZgA*, Köln) betreibt Aufklärungs- und Fortbildungsmaßnahmen hauptsächlich für die Allgemeinbevölkerung in Form von Massenkommunikation (Broschüren, Fernseh- und Kinospots, u.ä.). Inhaltlich beziehen sich diese Medien in erster Linie auf die Prävention der Krankheit bzw. der Infektion.

Das *AIDS-Zentrum* im *Bundesgesundheitsamt* (*bga*, Berlin) beschäftigt sich vornehmlich mit Fortbildungen für die Mitarbeiter der *AIDS-Hilfe*-Beratungsstellen und für die Betroffenen selbst.

Die *Bundesärztekammer* (Köln) bietet gelegentlich Fortbildungen für Ärzte zum Thema "AIDS" an, die in Form von Vorträgen (mit anschließender Diskussion) auf z.T. internationalen Kongressen mit unterschiedlichsten Themen zu finden sind.
In den von der *Bundesärztekammer* zur Verfügung gestellten Kongreßprogrammen von 1993 und 1994 wird die HIV-Thematik jedoch nicht angesprochen. Innerhalb dieser Kongresse werden aber verschiedene Praktika für Ärzte und Arzthelferinnen zur "Gesprächsführung" und zur "Kommunikation in der Arztpraxis" angeboten. Nach Angaben der *Bundesärztekammer* sind für Fortbildungen der Ärzte in erster Linie die *Landesärztekammern* zuständig (s.u.).

Fortbildungen für HIV-Infizierte:
Für die Zielgruppe der HIV-Infizierten und der Mitarbeiter von Selbsthilfegruppen gibt es bundesweit eine Reihe von Institutionen, so z.B. die regionalen *AIDS-Hilfen* oder das *Bildungswerk AIDS und Gesellschaft e.V.*

(*Waldschlößchen*, Reinhausen), die zu verschiedenen Themenbereichen Seminare, Workshops u.ä. anbieten.
Die folgende Aufstellung gibt einen kurzen Abriß über die verschiedenen Seminarthemen:
- Der Patient - das unbekannte Wesen
- Frauen und AIDS
- Workshop für Menschen mit AIDS
- Streßbewältigung und Entspannung für Menschen mit HIV und AIDS
- Treffen für hinterbliebene Angehörige und PartnerInnen
- Drogen und AIDS
- Rechtliche Aspekte im Umgang mit AIDS
- Pflege AIDS-erkrankter Menschen

Zusätzlich bieten die *AIDS-Hilfen*, ebenso wie andere Einrichtungen (z.B. auch die *Landeszentrale für Gesundheitsförderung in Rheinland-Pfalz e.V.*, Mainz), Fortbildungen für Pflegepersonal an. Diese Weiterbildungen beziehen sich auf die Versorgung der HIV-Infizierten/AIDS-Patienten und werden in unterschiedlicher Form angeboten, z.B. als Vorträge, Kompaktseminare und Videofilme.

Fortbildungen für Ärzte und Mitarbeiter des Gesundheitswesens:
Die verschiedenen *Landesärztekammern* bzw. die *Akademien für ärztliche Fortbildungen* haben u.a. die Aufgabe übernommen, sich mit Fortbildungen für Ärzte zu beschäftigen.
So werden die vollständigen Angebote der ärztlichen Fortbildungen der *Ärztekammer Nordrhein* in dem zweimal monatlich erscheinenden "Rheinischen Ärzteblatt" veröffentlicht. Von den 52 im Heft 1/1993 angebotenen Veranstaltungen im Gebiet Nordrhein findet sich in der Zeit vom 12.01. - 15.02.93 lediglich eine Veranstaltung zum Thema der HIV/AIDS-Erkrankung, die von der *DAGNÄ* (*Deutsche Arbeitsgemein-

schaft niedergelassener Ärzte in der Versorgung HIV-Infizierter e.V., Aachen) durchgeführt wurde. Veranstaltungen zur "Kommunikation" oder zum "Arzt-Patienten-Verhältnis" gibt es keine.
In dem Bayrischen Ärzteblatt 2/94 der *Bayrischen Landesärztkammer München* finden sich im 1. Quartal/1994 keine Fortbildungsveranstaltungen bezüglich der "HIV-Infektion" oder der "Gesprächsführung".

Die gemeinnützige *Deutsche Arbeitsgemeinschaft niedergelassener Ärzte in der Versorgung HIV-Infizierter e.V.* (*DAGNÄ*, Aachen) hat sich zur Aufgabe gemacht, den Erfahrungsaustausch zwischen Kollegen zu fördern, die sich mit der AIDS-Thematik befassen.
Die praxisorientierten Fortbildungen der *DAGNÄ* beschäftigen sich zwar auch mit den sozialen und psychologischen Schwierigkeiten der Ärzte, sind aber in erster Linie auf die therapeutischen Probleme angelegt.
Folgender Auszug mit Vortragsthemen ist dem Programm des V. Deutschen Workshops niedergelassener Ärzte in der HIV-Versorgung (September 1993) entnommen:
- Aspekte der CMV-Retinitis
- Diagnostik und Therapie von Ernährungsstörungen bei HIV-infizierten Patienten
- Opportunistische Mykosen bei HIV-Patienten
- HIV und Drogen
- Psychotherapeutische und Psychiatrische Fallbesprechung aus der Praxis

Das Fortbildungsprogramm des *Wissenschaftlichen Instituts der Ärzte Deutschlands e.V.* (*WIAD*, Bonn) richtet sich an niedergelassene Ärzte und medizinisches Personal, die HIV-Positive in der Praxis betreuen.
Das Weiterbildungsangebot des *WIAD* findet auf drei Ebenen statt:
1. Medizinische Problematik der HIV-Infektion, der Krankheit AIDS und der ärztlichen Behandlung von Patienten

2. Psychologisch-gesprächstherapeutische Fortbildung für Ärzte
3. Medizinische und psychologische Fortbildung für Praxispersonal

Die Schulung innerhalb der psychologisch-gesprächstherapeutischen Fortbildung für niedergelassene Ärzte wird von klinischen Psychologen übernommen. Schwerpunkte sind die Vermittlung grundlegender psychologischer Kenntnisse, das Erlernen spezieller Fertigkeiten auf dem Gebiet der Gesprächsführung, die Reflexion der persönlichen Beteiligung des Arztes und die praktische Umsetzung des Gelernten.

An der *Universität zu Köln* gibt es im Verlauf des Studiums für Humanmedizin Pflichtveranstaltungen im Fachbereich der Psychologie, in denen die verschiedenen Aspekte der Psychologie, darunter auch die Arzt-Patienten-Beziehung, angesprochen werden. Die Veranstaltungen werden meist in Form von Referaten zu den einzelnen Themen gehalten. Weitere Veranstaltungen für höhere Semester und für Studenten im Praktischen Jahr werden von diesen kaum in Anspruch genommen. Der Arzt ist bei dem Gespräch mit dem Patienten weitestgehend auf seine Intuition und seinen "gesunden Menschenverstand" angewiesen. Dem Arzt im Praktikum (AiP) werden Fortbildungen zum Thema "Gesprächsführung" angeboten, wobei die Ärzte bei den zu absolvierenden Fortbildungsthemen freie Wahl haben.

Titelbeispiele für Veranstaltungen aus den Semestern '92 und '93 der *Universität zu Köln* aus dem Fachgebiet "Psychosomatische Medizin und Psychotherapie":
- Das Gespräch mit dem Patienten
- Umgang mit Schwerkranken und Sterbenden
- Analyse von Arzt-Patienten-Gespräch
- Supervision von Anamnesegruppen
- Balintgruppen

Da diese Lehrangebote in der Regel nicht beansprucht werden, verfügen Ärzte und Medizinstudenten am Ende ihres Studiums über keine Ausbildung in Gesprächsführung. In wenigen Fällen besitzen neu zugelassene Ärzte zwar das Wissen um die verschiedenen Aspekte der Kommunikation, haben aber keinerlei Praxis in der Gesprächsführung. Da jeder Mensch ein bestimmtes Gesprächsverhalten automatisiert hat, ist ein Umlernen bzw. das Erlernen geeigneter Gesprächstechniken sehr schwierig und ohne Training nicht möglich.

Die bisherigen Recherchen der *Forschungsstelle für Gesundheitserziehung* zu diesem Thema haben bereits gezeigt, daß ein hoher Bedarf an Fortbildungen zum Thema "Kommunikation zwischen Arzt und HIV- bzw. AIDS-Patient" besteht. Die regionalen *AIDS-Hilfen* beklagen allerdings das sehr geringe Interesse und die mangelnde Akzeptanz der Ärzte, speziell der niedergelassenen Ärzte, in bezug auf eine Weiterbildung. Dieses Desinteresse zeigte sich auch an der mangelnden Kooperationsbereitschaft der Ärzte im Zusammenhang mit der Bearbeitung der für dieses Projekt entwickelten Fragebögen. Insgesamt ist die Rücklaufquote mit 13,4 % nicht sehr hoch, wobei sich die niedergelassenen Ärzte mit 40 % beteiligten und die Krankenhausärzte mit knapp 50 % vertreten waren. Hierbei ist jedoch zu beachten, daß insgesamt weniger Krankenhausärzte angesprochen wurden (ungefähre Verteilung der Fragebögen: 1/3 an Krankenhäuser und 2/3 an niedergelassene Ärzte), d.h. von allen angeschriebenen Krankenhausärzten haben knapp 20 % geantwortet und von den niedergelassenen Medizinern bloß 8 %.

5 Durchführung des Pretests zur Evaluation der Fragebögen

Vor Beginn der Hauptbefragung von Ärzten und HIV-Infizierten wurde ein Pretest mit dem Ziel durchgeführt, sicherzustellen, daß die konzipierten Fragebögen sowohl für die Betroffenen als auch für die Ärzte hinsichtlich ihrer präzisen Verständlichkeit geeignet sind.
Die für den Pretest ausgewählten Personen wurden nicht nur aufgefordert, die Bögen möglichst gewissenhaft auszufüllen, sondern sie wurden zusätzlich um ein Statement zu den Fragebögen bezüglich Verständlichkeit und Relevanz gebeten.
Diese Statements sind bei der Erstellung des endgültigen Fragebogens berücksichtigt worden.
Die Evaluation der Fragebögen für die Ärzte und HIV-Positiven wurde für Deutschland in Köln durchgeführt.

Die Verteilung der Fragebögen an die HIV-Infizierten erfolgte über die *AIDS-Hilfe Köln e.V.* Die *AIDS-Hilfe* erhielt von der *Forschungsstelle für Gesundheitserziehung* zehn Patientenfragebögen in Verbindung mit jeweils einem frankierten und adressierten Rückumschlag, um die Rücksendung anonym und vor allem für die Betroffenen möglichst einfach zu gestalten. Für die Beantwortung der Fragebögen suchte die *AIDS-Hilfe* nach eigenen Kriterien HIV-Infizierte aus. Die Rücklaufquote belief sich auf 50 % und übertraf damit die Erwartungen, die gemäß der Erfahrungen bei ähnlichen Projekten etwa bei 20 % liegen.
Bei allen zurückgesandten Fragebögen waren eindeutig die gleichen Schwierigkeiten festzustellen. Fast durchgängig waren die Ja/Nein-Fragen falsch bzw. unvollständig beantwortet worden (insbesondere die Fragen 7, 9, 21, 22 und 31, siehe hierzu den Fragebogen in der Anlage).

Für das Pilottesting der Ärztefragebögen wurde zu Ärzten aus zwei verschiedenen Krankenhäusern und zu niedergelassenen Allgemeinmedizinern Kontakt aufgenommen. Der Rücklauf von 20 % war zwar weitaus geringer als bei den Patientenfragebögen, jedoch waren alle Bögen einwandfrei ausgefüllt worden.

Der Pretest hatte die Modifizierung aller Ja/Nein-Fragen zur Konsequenz, und zwar dergestalt, daß die Fragestellung präziser formuliert bzw. mit einer Zusatzanweisung zur Ausfüllsituation versehen wurde.
Die Frage 9 wurde sowohl in der deutschen Fassung als auch in den Versionen der anderen projektbeteiligten Länder vollständig umgearbeitet. Die Modifizierung betraf neben der äußeren Form auch die inhaltliche.
In den deutschen Fragebögen wurde zusätzlich eine Frage 0 aufgenommen, durch die Rückschlüsse auf die anteilmäßige Verteilung von Städten und ländlichen Gebieten gezogen werden konnten.

Erste Einsichten in den Rücklauf der modifizierten Fragebögen der Hauptstudie hatten schnell die Notwendigkeit des Pretests und die sinnvollen Änderungen einzelner Fragen bestätigt.

6 Durchführung der Hauptbefragung

Innerhalb der Hauptstudie wurden im Zeitraum von August bis Anfang November 1993 bundesweit 500 Ärztefragebögen und knapp 800 Patientenfragebögen verschickt. In Deutschland wurde - im Gegensatz zu den anderen beteiligten Ländern - eine relativ große Anzahl von Fragebögen verschickt, da die *Forschungsstelle für Gesundheitserziehung* durch vielzählige Erfahrungen auf dem Gebiet der Datenerhebungen mit der Problematik solcher Umfragen vertraut ist. Stichtag für den Rücklauf der Fragebögen war der 20. Januar 1994. Die Response-Rate bei den Ärztefragebögen betrug 13,4 %, bei den Patienten 20,4 %; dies entspricht den Rücklaufquoten ähnlicher Projekte in Deutschland.

Sowohl dem Ärzte- als auch dem Patientenfragebogen war ein Anschreiben der *Universität zu Köln* beigefügt, in dem kurz Hintergründe, Sinn und Zweck der Befragung erläutert waren (siehe Anlage). Zusätzlich für Rückfragen wurden die Fragebögen mit einer Kontaktadresse versehen. Den Bögen lag ebenfalls ein adressierter und frankierter Rückumschlag bei, um die Anonymität der Befragten zu gewährleisten.
Bei der Versendung der Fragebögen konnte nur auf eine ausgewogene bundesweite, flächendeckende Verteilung geachtet werden, d.h. sowohl geschlechtsspezifische Unterschiede als auch Sexualgewohnheiten oder Lebensumstände der Patienten konnten nicht berücksichtigt werden.
Auch bei den Ärzten handelt es sich nicht um eine repräsentative Stichprobe, da die Art der vorgenommenen Verteilung die Kooperationsbereitschaft des Arztes voraussetzt. Es ist anzunehmen, daß in erster Linie Ärzte teilgenommen haben, die sich bereits mit dem Thema "HIV" auseinandergesetzt haben und an Weiterbildungen auf diesem Gebiet interessiert sind.

6.1 Inhalte der Fragebögen

Jeweils ein Musterexemplar der Fragebögen, die von den Befragten selbständig auszufüllen waren, ist in der Anlage dokumentiert. Die Inhalte der Fragebögen sind in Anlehnung an die aktuelle und relevante Literatur, durch das Pilottesting und in Zusammenarbeit mit den verschiedenen Experten der beteiligten Länder entstanden.

6.1.1 Patientenfragebogen

Der Patientenfragebogen wurde für HIV-positive und für bereits an AIDS erkrankte Personen konzipiert.
Der Fragebogen besteht aus 12 Seiten mit 36 Fragen, die im Durchschnitt von den Befragten in 20 - 30 Minuten beantwortet werden können.
Die Antwortmöglichkeiten sind in Form von kurzen freien Text, Ja/Nein-Alternativen, Multiple-choice-Fragen und Likert-Skalierungen (LIKERT, 1932) dargeboten.
Die Patienten werden detailliert über ihr Informationsbeschaffungsverhalten befragt, über den momentanen Gesundheitszustand, ihre Gefühle, ihre Beziehung zum Arzt, ihre Bereitschaft, verschiedene Themen zu diskutieren und ihre persönliche Einschätzung der Sichtweise des Arztes. Des weiteren werden sie um Vorschläge zu Verbesserungen der Behandlungsqualität gebeten.

6.1.2 Arztfragebogen

Um eine Einheitlichkeit bei der Auswertung zu erreichen und somit die Ergebnisse vergleichbar zu machen, wurde der Inhalt und die Form des Arztfragebogens in enger Anlehnung an den Patientenfragebogen gestaltet. Er umfaßt ebenfalls 12 Seiten und enthält 31 Fragen, für dessen Beantwortung eine Zeit von ca. 15 - 20 Minuten benötigt wird.
Die Antwortmöglichkeiten sind entsprechend denen des Patientenbogens.

Die Ärzte werden in ähnlicher Form zur gleichen Thematik befragt, zusätzlich wird das Fachgebiet, der Ort der Tätigkeit und die Anzahl der HIV-Patienten eruiert. Der Patientenbefragung angeglichen, werden ebenfalls die persönlichen Einschätzungen der Patientenemotionen und das Verhältnis zum Patienten analysiert. Außerdem sollen die Ärzte darlegen, wie es um ihre Bereitschaft steht, bestimmte Themen zu diskutieren und wie groß ihr Interesse an Fortbildungen zum Thema "HIV/AIDS" ist.

6.2 Verteilung der Fragebögen

6.2.1 Verteilung der Fragebögen an Ärzte

Ein Drittel der Fragebögen wurde direkt von der *Forschungsstelle für Gesundheitserziehung* an verschiedene Krankenhäuser geschickt. Die Auswahl der Krankenhäuser erfolgte zufällig, aber auf das gesamte Bundesgebiet verteilt. Es handelte sich bei der Auswahl sowohl um Universitätskliniken, Städtische Krankenhäuser als auch konfessionelle Krankenhäuser. Die Zusendung der Fragebögen wurde mit dem jeweils zuständigen Stationsarzt vorher telefonisch abgesprochen. Bei der Verteilung wurden folgende klinische Abteilungen berücksichtigt: HIV-Ambulanzen, Transfusionsmedizin, Innere Medizin und Dermatologie. Teilweise wurden die Fragebögen auch an den Sozialdienst geschickt, der die Bögen dann an die entsprechenden Ärzte weiterleitete.

Ein großer Anteil der Fragebögen (26,4 %) ist durch die regionalen Arbeitsgruppen der *DAGNÄ* (*Deutsche Arbeitsgemeinschaft niedergelassener Ärzte in der Versorgung HIV-Infizierter e.V.*) weitergeleitet worden. Der Hauptanteil wurde von der Arbeitsgemeinschaft in Berlin übernommen. Bei der Verteilung war gesichert, daß nur Ärzte angesprochen wurden, die in ihrer Praxis HIV-positive Patienten behandeln.

Einige Landesverbände des *Hartmannbundes, Verband der Ärzte Deutschlands* (Bayern, Westfalen-Lippe, Sachsen, Sachsen-Anhalt), haben die Verteilung von jeweils 20 bis 50 Fragebögen übernommen (ca. 20 % aller Ärztefragebögen). Die konkrete Verteilung ist von den Landesverbänden jedoch nicht weiter präzisiert worden.

Das *Wissenschaftliche Institut der Ärzte Deutschlands e.V. (WIAD)* in Bonn übernahm die Verteilung an 28 niedergelassene Ärzte, die an dem HIV-Modell des *WIAD* beteiligt sind. Die Praxen dieser Ärzte befinden sich in den Städten Köln, Bonn und Düsseldorf. Den Fragebögen wurde neben dem üblichen Anschreiben der *Universität zu Köln* noch ein gesondertes Schreiben des *WIAD* beigefügt, in dem um die Mitarbeit der Ärzte gebeten wurde.

Die AIDS- und Drogenbeauftragten verschiedener Institutionen - z.B. der Gesundheitsämter, der Sozialministerien und Mitarbeiter der unterschiedlichen Berufsverbände für Ärzte - verteilten eine Anzahl zwischen 5 bis 20 Fragebögen an Ärzte (insgesamt ca. 10 % aller Ärztebögen). Die Auswahl der Institutionen war abhängig von der geographischen Lage. Die jeweiligen Mitarbeiter der Institutionen verteilten die Bögen zum Teil an ihnen persönlich bekannte Ärzte, aber auch an willkürlich ausgewählte.

Ein geringer Teil der Bögen (ca. 5 %) wurde direkt von der *Forschungsstelle für Gesundheitserziehung* an niedergelassene Ärzte, der Fachrichtungen Allgemeinmedizin oder Innere Medizin, verschickt. Hierbei beschränkte sich die Verteilung auf den Großraum Köln, da aufgrund persönlicher Kontakte größtenteils bekannt war, ob diese Ärzte HIV-positive Klienten betreuen.
Ein ebenfalls geringer Anteil der Fragebögen für Ärzte wurde über die regionalen *AIDS-Hilfen* im Zusammenhang mit der Verteilung der Pati-

entenfragebögen übermittelt. Die Mitarbeiter der Selbsthilfegruppen leiteten die Ärztebögen an diejenigen Ärzte weiter, mit denen sie bereits zusammengearbeitet haben.

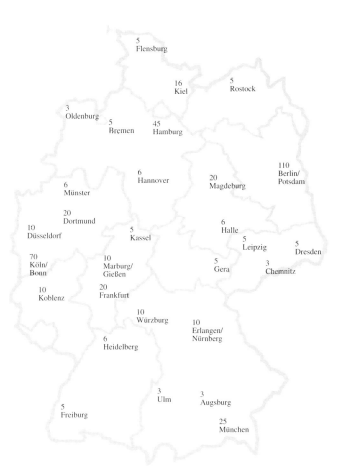

Abb. 1: Geographische Verteilung der Ärztefragebögen

Aus Abbildung I ist die zahlenmäßige Verteilung der Ärztefragebögen innerhalb der Bundesrepublik Deutschland zu ersehen. Aufgeführt sind nur Städte ab einer Abnahme von drei Fragebögen, wodurch sich eine Anzahl von 452 Fragebögen ergibt. Die restlichen Fragebögen wurden einzeln verschickt.

6.2.2 Verteilung der Fragebögen an Patienten

Die Verteilung der Patientenfragebögen sollte ursprünglich von den Ärzten übernommen werden, d.h. jeder angesprochene Arzt erhielt zusätzlich zu seinem Bogen einige Patientenfragebögen, mit der Bitte um Weitergabe an betroffene Klienten. Da sich nach kurzer Zeit herausstellte, daß dieses Verfahren nicht sehr erfolgreich war, wurde die Methode der Verteilung wie folgt geändert:
Die Verteilung von über 50 % der Fragebögen wurde bundesweit über die regionalen *AIDS-Hilfen e.V.* abgewickelt. Durch diese Methode war die geographische Ausgewogenheit bei der Verteilung gewährleistet. Die Kontaktaufnahme seitens der *Forschungsstelle für Gesundheitserziehung* zu den entsprechenden *AIDS-Hilfen* erfolgte telefonisch, wobei keine der Beratungsstellen die Kooperation verweigerte. Die Mitarbeiter der jeweiligen *AIDS-Hilfen* entschieden selbst über die Anzahl der von ihnen gewünschten Fragebögen. Die Auswahl der Betroffenen oblag den Mitarbeitern, da diese am ehesten in der Lage waren, Motivation und Zuverlässigkeit ihrer Klienten in bezug auf wissenschaftliche Erhebungen zu beurteilen.

Abbildung II zeigt die Verteilung der Fragebögen an die Patienten, wobei hier in erster Linie die Orte der angeschriebenen regionalen *AIDS-Hilfen* berücksichtigt wurden. In dieser Abbildung ist somit nicht die vollständige Anzahl aller involvierten Städte und der damit verbundenen distribuierten Fragebögen dokumentiert.

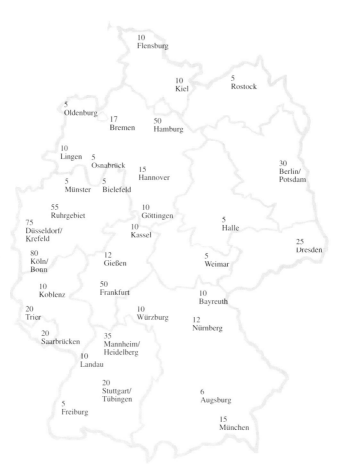

Abb. II: Geographische Verteilung der Patientenfragebögen

Von der *Deutschen AIDS-Stiftung "Positiv leben"* in Köln wurden namentlich 90 Personen angeschrieben, die im Laufe des Jahres 1993 bei der Stiftung einen Antrag auf finanzielle Hilfe gestellt hatten. Den Fragebögen war ein zusätzliches Schreiben der *AIDS-Stiftung* beigefügt, mit der Bitte um Unterstützung des Projektes. Hinsichtlich der geographischen Verteilung der Fragebögen nach Bundesländern kristallisierte sich Berlin als ein Schwerpunkt heraus, jedoch wurden auch alle anderen Bundesländer berücksichtigt. Bei den angeschriebenen Klienten handelte es sich überwiegend um Männer; ca. 12 % (aller Befragten) befanden sich zur Zeit ihrer Antragstellung in einer Haftanstalt.

Sehr kooperativ zeigte sich ebenfalls die Abteilung für Transfusionsmedizin der *Universitätsklinik Düsseldorf*, die durch einen HIV-Infizierten auf dieses Projekt aufmerksam geworden war und daraufhin zur Forschungsstelle Kontakt aufnahm. Die Abteilung übernahm die Verteilung von 50 Patientenfragebögen.

Die Kooperation der *AIDS-Hilfen* war äußerst positiv und motivierend. Dies zeigte sich einerseits daran, daß alle angesprochenen Beratungsstellen die Verteilung von Fragebögen übernahmen und andererseits darin, daß sie sich - leider nach Beginn der Auswertung - mit der Bitte um weitere Fragebögen bei der Forschungsstelle meldeten.

7 Ergebnisse

Zu allen in den beiden Fragebögen erhobenen Daten existieren Abbildungen, die z.T. im Text eingebunden sind. Die vollständige Aufstellung aller Graphiken befindet sich in numerischer Reihenfolge im Anhang. Das bedeutet, daß die Numerierung der Abbildungen im Text nicht durchgängig ist.

7.1 Ergebnisse der Ärztebefragung

An der vorliegenden Erhebung beteiligten sich insgesamt 67 Ärzte; dies entspricht einer Rücklaufquote von 13,4 %. Von den Ärzten waren 51 (76,1 %) männlich und 16 (23,9 %) weiblich. Alle Ärzte stammten mit einer Ausnahme (NL) aus Deutschland.

Das Alter der Befragten streute zwischen 28 und 77 Jahren und lag im Median bei 40 Jahren. Entsprechend streute die medizinische Erfahrung als Arzt zwischen 1 und 51 Jahren. Sie lag im Median bei 13 Jahren.

Die Befragten praktizierten überwiegend in Großstädten (82,1 %). Lediglich 11 Ärzte (16,4 %) gaben an, in einer Kleinstadt zu praktizieren und nur eine Praxis (1,5 %) lag auf dem Land.

Von den befragten Ärzten waren 33 (49,3 %) im Krankenhaus tätig, bei 16 Ärzten (23,9 %) handelte es sich um niedergelassene Fachärzte, 11 (16,4 %) waren niedergelassene Allgemeinmediziner und 7 (10,4 %) gaben gemischte oder sonstige Tätigkeitsfelder an.

Die Mehrzahl (32,8 %) der befragten Ärzte war auf dem Gebiet der Inneren Medizin spezialisiert. Insgesamt 19,4 % befaßten sich mit Infektionskrankheiten bzw. mit der HIV-Erkrankung.

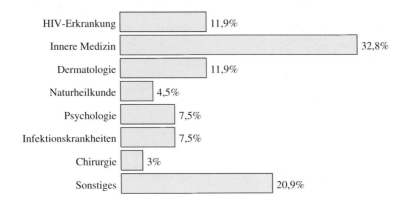

Abb. 6: Fachmedizinische Spezialisierung

Die Auswertung der Frage 12 (Behandeln Sie die folgenden Patientengruppen?) gestaltete sich sehr schwierig bzw. ist mit Vorsicht zu bewerten. In der Fragestellung war nicht explizit erklärt worden, daß es sich bei der Frage nach der Anzahl der zu betreuenden Patienten um den momentanen Stand handelt. Die Angaben der Ärzte bewegen sich in dem Zeitraum von einem Tag (z.B. auf der HIV-Ambulanz eines Krankenhauses), einem Monat und einem Jahr bzw. sind völlig unklar.

Die Ärzte behandelten im Median 4 AIDS-Patienten, 8,5 HIV-positive Klienten und 10 Patienten aus Risikogruppen. Die Angaben streuen sehr stark, was die großen Unterschiede zwischen Mittelwert und Median belegen (vgl. *Abb. 12*, Anhang).

Hinsichtlich der Fortbildung bzw. der Informationsbeschaffung (Frage 7) gaben alle Ärzte (100 %) Publikationen aus Fachzeitschriften an. An zweiter Stelle rangierten Fortbildungskurse und an dritter Stelle nichtwissenschaftliche Publikationen. Erst danach folgten Gespräche mit Fachkollegen (vgl. *Abb. 7*).

Ergebnisse der Ärztebefragung

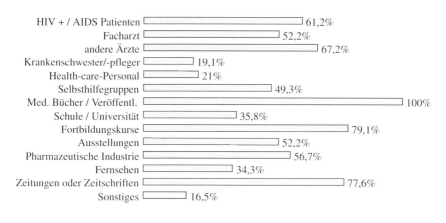

Abb. 7: Informationsquellen

Institutionen oder Personengruppen, die praktisch täglich mit betroffenen Patienten Kontakt haben, z.B. Pflegepersonal oder andere Personengruppen des Gesundheitswesens (Sozialarbeiter, Psychologen, Street worker etc.) spielen als Informationsquelle für den Arzt keine Rolle.

In Ergänzung zu Frage 7 wurden die Ärzte gebeten, eine Rangliste (1., 2. und 3. Präferenz) ihrer Informationsquellen aufzustellen:
Informationsquelle der 1. Wahl sind Publikationen aller Art. Insgesamt 33 (49,3 %) Ärzte setzten diese an erste Stelle. Die Gewichtung ist sehr eindeutig. Besonders wissenschaftliche Publikationen (41,8 %) spielen eine herausragende Rolle, während andere Publikationen (7,5 %) nicht so bedeutsam sind. Obwohl der Erfahrungsaustausch mit den Fachkollegen in der

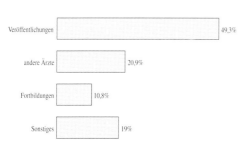

Abb. 8.1: Informationsquellen - Erste Wahl

Gesamtübersicht nur auf Platz 4 rangierte, ist der Stellenwert doch höher, was sich in Rang zwei (20,9 %) bei der Bewertung der wichtigsten Informationsquelle ausdrückt. Platz 3 nehmen Fortbildungsveranstaltungen ein. Dies bedeutet, daß im weitesten Sinne wissenschaftliche Informationsquellen (Fachtexte: 41,8 %; Kollegen: 20,9 %; Kurse: 10,8 %) mit einem Anteil von 73,5 % für die befragten Ärzte am wichtigsten sind.
Bei den Informationsquellen der 2.Wahl findet man eine ähnliche Verteilung, wobei nur die Reihenfolge vertauscht ist (Fortbildung: 29,9 %; Publikationen: 28,3 %; Kollegen: 16,4 %). Auch in zweiter Präferenz dominieren die wissenschaftlichen Informationsquellen (61,2 %) (vgl. *Abb. 8.2*, Anhang).
Erst in dritter Präferenz werden andere betroffene Patienten (19,4 %) und auch Selbsthilfegruppen (7,5 %) zu Rate gezogen. Wissenschaftliche Informationsquellen (Publikationen: 10,4 %; Kollegen: 13,4 %; Kurse: 7,5 %) spielen mit 31,3 % aber immer noch eine relativ große Rolle. Vielfach wird jedoch einer dritten Präferenz kaum noch eine Bedeutung zugemessen, was durch den hohen Anteil an fehlenden Eintragungen (14,9 %) deutlich wird (vgl. *Abb. 8.3*, Anhang).

Die befragten Ärzte sollten weiterhin angeben, welche zwei Institutionen sie am ehesten für geeignet halten, Patienten zu *informieren* (Frage 9.1). Mit knapp 30 % gaben die Ärzte bei diesem Aspekt eindeutig dem behandelnden Arzt den Vorzug. Auch an zweiter Stelle rangierten Mediziner mit 26,1 % der Nennungen für den Facharzt.
17,2 % der Ärzte halten die Mitarbeiter der Selbsthilfegruppen für geeignet, Informationen weiterzugeben und immerhin 15,7 % halten auch andere HIV-Positive/AIDS-Patienten für angemessen.
Alle anderen Gruppen oder Personen spielen bei dem Aspekt der Informationsvermittlung nahezu keine Bedeutung. Insbesondere werden sogenannte Health Care Professionals (Pfleger, Sozialarbeiter, Psychologen etc.) so gut wie überhaupt nicht genannt (vgl. *Abb. 9.1*).

Ergebnisse der Ärztebefragung

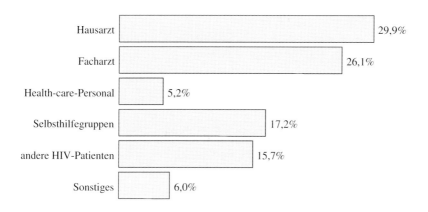

Abb. 9.1: Welche Personen werden als Informationsquelle bevorzugt?

Bei der Frage nach der kompetentesten Person/Institution hinsichtlich der Fähigkeit *Zuzuhören* (Frage 9.2) werden von den befragten Ärzten der behandelnde Arzt zusammen mit dem Facharzt von 26,1 % genannt. In diesem Zusammenhang werden offenbar auch die Psychologen (18,7 %)

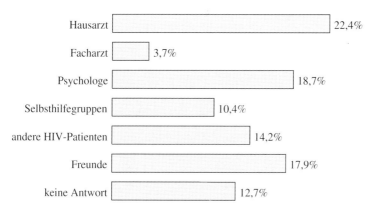

Abb. 9.2: Wer hört HIV-Positiven am ehesten zu?

und die Freunde der HIV-Infizierten (17,9 %) als eine wertvolle Hilfe angesehen. Interessanterweise halten sich aber die Ärzte eben auch hier für die wichtigste Instanz, obwohl gerade die Fähigkeit Zuzuhören mit einem großen Zeitaufwand verbunden ist, den die Ärzte in der Realität wohl nicht aufbringen können.

Der einzige Aspekt, bei dem die Ärzte sich nicht für die kompetenteste Person halten, ist die Fähigkeit, *emotionale Unterstützung* zu geben. Mit knapp über 30 % gestehen sie den Freunden der HIV-Positiven diese Fähigkeit zu. Die zweithäufigste Nennung sind hier die Selbsthilfegruppen mit 17,2 %. An dritter Stelle folgen dann die Ärzte (Hausarzt und Facharzt zusammen: 16,4 %) noch vor den Psychologen (10,4 %).

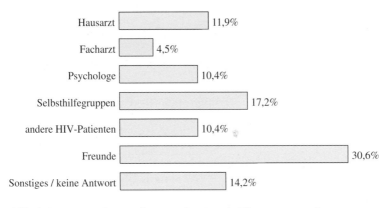

Abb. 9.3: Wer gibt am ehesten emotionale Unterstützung?

Da die *beratende Funktion* des Arztes unmittelbar mit der Kenntnis von Informationen einhergeht, wird folglich dieser Aspekt bei den behandelnden Ärzten (32,1 %) und bei den Fachärzten (18,7 %) wieder sehr hoch eingeschätzt. Aber als beratende Institution werden von den Ärzten ebenfalls die Mitarbeiter der Selbsthilfegruppen als gleich kompetent angesehen (25,4 %) (vgl. *Abb. 9.4*, Anhang).

Eine Zusammenstellung wesentlicher Elemente bei der Behandlung von HIV-Positiven bzw. AIDS-Patienten aus der Sicht der Ärzte findet sich in den folgenden Abbildungen 10 und 11.

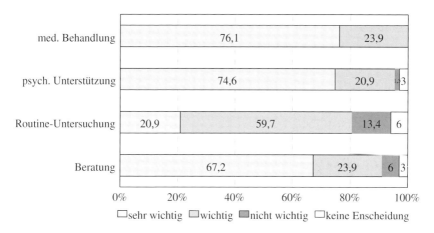

Abb. 10: *Wie bewerten Ärzte die verschiedenen Aspekte der Behandlung?*

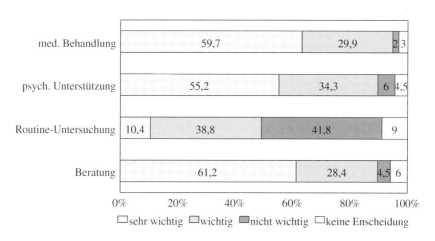

Abb. 11: *Einschätzung der Ärzte, wie Patienten die verschiedenen Aspekte der Behandlung bewerten*

Die Frage (13), ob sich seit Bekanntwerden der Krankheit AIDS die Art und Weise geändert hat, wie Ärzte mit Patienten umgehen, läßt sich nur schwer beantworten. Ein Mehr an Sicherheit in bezug auf zusätzliche Sicherheitsvorkehrungen und ein Mehr an Information in Form von ausführlichen Gesundheitsberatungen wird von jeweils 20 - 30 % der Befragten angegeben. Der Anteil der befragten Ärzte, die ihre Umgehensweise mit den Patienten nicht verändert haben, beträgt etwa 20 - 40 %. Läßt man einmal den Informationszuwachs weg, der sich zwangsläufig durch ein neues Krankheitsbild ergibt, bleibt für den relativ wichtigen Sicherheitsaspekt lediglich ein Zuwachs von 20 - 30 %. Wie dies einzuschätzen ist, bleibt offen. (vgl. *Abb. 13*)

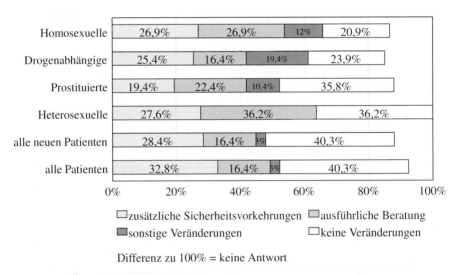

Abb. 13:   Änderung der Umgangsweisen mit den Patienten

Einen erheblichen Anteil in der Betreuung HIV-Positiver bzw. an AIDS erkrankter Patienten besteht in der Diskussion und Bewältigung spezifischer Probleme. Darunter spielen mögliche *Einschränkungen bezüglich der medizinischen Versorgung* sowie Fragen zur *Sexualität* und auch der

Umgang mit dem *Tod* eine zentrale Rolle. Wer bei diesen Themen den Anstoß zur Diskussion innerhalb des Arzt-Patienten-Gesprächs gibt, wird von den Ärzten folgendermaßen gesehen:

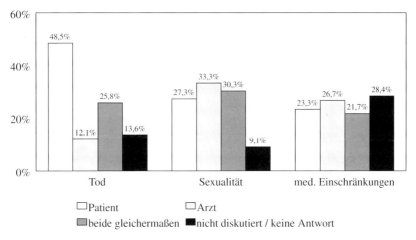

Abb. 14: Wer ergreift bei bestimmten Gesprächsthemen die Initiative?

Sexualität und Fragen zur Therapie werden am ehesten als relativ problemlos eingestuft, was die Beantwortung der Fragen belegt. Jeweils zu etwa einem Drittel werden diese Themen vom Arzt (Sexualität: 33,3 %; Therapie: 26,7 %) oder vom Patienten (27,3 %; 23,3 %) oder von beiden in gleichem Maße (30,3 %; 21,7 %) in die Diskussion eingebracht. Das Thema Tod ist für den Patienten offenbar von besonderer Bedeutung. In 48,5 % der Fälle wird dieses Thema (aus der Sicht der Ärzte) vom Patienten eingebracht, während dies für den Arzt nur in 12,1 % der Fälle gilt.

Wie schwierig ist es aber für den behandelnden Arzt, die verschiedenen Komponenten der Behandlung auf den Patienten zu übertragen (Frage 16)? Die befragten Ärzte sollten dazu auf einer Rangskala von 1 (schwierig) bis 4 (weniger schwierig) medizinische, soziale, psychologische und gesundheitserzieherische Aspekte bewerten. Die Abbildung 16 verdeutlicht, daß die ersten drei Elemente (medizinische, soziale, psychologische) mehr oder weniger gleich bewertet werden, Gesundheitsberatung aber als relativ einfach angesehen wird. Aufgrund der spezifischen Erkrankung sind HIV-Infizierte offenbar für dieses Thema besonders sensibilisiert.

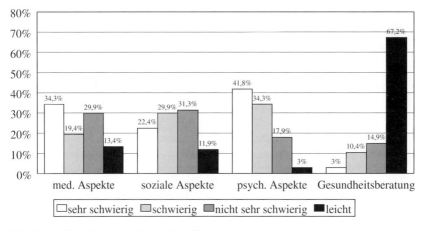

Abb. 16:   Einschätzung der Behandlungsaspekte

Eine differenzierte Analyse liefert der Blick auf die Mittelwerte bzw. Mediane (vgl. *Abb. 16.1*, Anhang). Bei einem Median von jeweils 2 Scorepunkten und relativ ähnlichen Mittelwerten sind medizinische (Mittelwert 2,23 Scorepunkte), soziale (2,34) und psychologische Aspekte (1,82) gleichrangig zu bewerten. Lediglich die Gesundheitsberatung (3,53) weicht mit einem Median von 4 stark ab.

Hinsichtlich der Unterstützung beim Umgang mit den Patienten (Frage 15) ergibt sich ein ähnliches Bild wie bei den Informationsquellen in Frage 7. Zwar werden alle möglichen Personen und Institutionen relativ häufig zu Rate gezogen, jedoch werden wissenschaftliche Quellen, hier Fachärzte (79,1 %) oder andere Ärzte (62,7 %) wieder am häufigsten genannt (vgl. *Abb. 15*).

Ergebnisse der Ärztebefragung

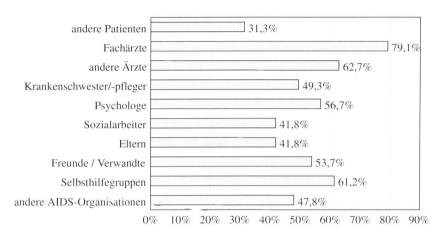

Abb. 15: Folgende Personen/Institutionen wurden um Unterstützung gebeten

Die Frage (17) nach der Einschätzung des Gefühlslebens der HIV-Positiven ist besonders im Vergleich mit den Antworten der Patienten interessant (vgl. Kapitel 8).
Die Einschätzung der Ärzte hinsichtlich der Emotionen ihrer Patienten läßt sich in drei Gruppen einteilen:

> 1. Starke Ausprägung mit Zustimmung von ca. 70 %:
> Ängstlich (79,1 %)
> Verlassen (77,6 %)
> Abgelehnt (73,1 %)
> Beurteilt (65,7 %)
>
> 2. Mittlere Ausprägung mit Zustimmung von ca. 50 %:
> Vernachlässigt (53,7 %)
> Unterstützt (44,8 %)
> Verstanden (43,3 %)

3. Geringe Ausprägung mit Zustimmung von weniger als 33 %:
   Beschämt (32.8 %)
   Wütend (28,4 %)
   Motiviert (20,9 %)
   Schuldig (19,4 %)
   Selbstsicher (13,4 %)
   Unverändert (11,9 %)

Betrachtet man nur die Items mit einer Zustimmung von mehr als 50 %, so ergibt sich ein düsteres Bild der Situation betroffener Patienten.

Eine gewisse Hilfe mag da die Hilfsbereitschaft der befragten Ärzte sein, die überwiegend (76,1 %) angaben, zu versuchen, in besonderer Weise ein gutes Verhältnis mit den HIV-Patienten aufzubauen (Frage 18). Allerdings stimmten die meisten Ärzte auch in der Ansicht überein, daß diese Patienten ein Mehr an Zuwendung und Verständnis erwarten (46,3 % viel mehr; 35,8 % mehr). Nach Angaben der Ärzte sind sich diese aber sicher, ein gutes Verhältnis aufgebaut zu haben. Insgesamt 35,8 % bezeichneten ihr Verhältnis zu HIV-Patienten als "sehr gut", weitere 52,2 % als "gut".

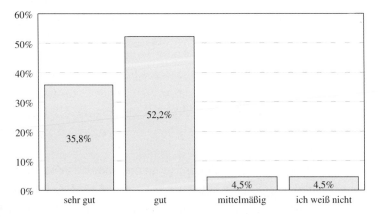

Abb. 20: Bewertung des Arzt-Patienten-Verhältnisses

Ausdruck dieses guten Verhältnisses kann auch das Vertrauen des Arztes in seine Patienten sein, diesen zuzugestehen, ihren Partner selbst über die eigene Erkrankung zu informieren (56,7 %). Der Arzt selber zeichnet sich in nur 19,4 % dafür verantwortlich. Allerdings ist bei dieser Frage zu beachten, daß ein Großteil der Ärzte zwei Möglichkeiten der Antwort gewählt hatten und zwar die Kombination von *"Ja, durch den Arzt mit Zustimmung des Patienten"* und *"Ja, vom Patienten selbst"*.

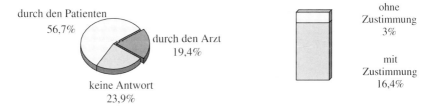

Abb. 21:   Sollte der Partner des Patienten über dessen Erkrankung informiert werden?

Weiterer Ausdruck für ein gutes Verhältnis zwischen Arzt und Patient ist auch die Meinung der Ärzte, in jedem Fall (37,3 %) oder zumindest sehr oft (50,7 %) den Patienten zu helfen, mit ihren Gefühlen zurechtzukommen.

Für besonders wichtig erachten die Ärzte den Aspekt des *Vertrauens* (94 %), um ein gutes Verhältnis zu ihren Patienten zu bekommen. Alle anderen zur Auswahl stehenden Items werden zwar mit Ausnahme von *Respekt* (32,8 %) und *Urteilsfreiheit* (40,3 %) auch generell hoch bewertet (56,7 % - 77,6 %), fallen jedoch gegenüber der Bewertung des *Vertrauens* deutlich zurück.

Item der ersten Wahl in Frage 25 ist mit 68,7 % ebenfalls das Vertrauen. Eine zweite Präferenz gibt es praktisch nicht (vgl. Abb. 25.2, Anhang).

Ein weiterer Grund für die Ärzte, ein gutes Vertrauensverhältnis aufgebaut zu haben, liegt vielleicht in der Tatsache, daß die Ärzte trotz des intensiven Umgangs mit AIDS-Patienten das Infektionsrisiko im allgemeinen als niedrig einstufen (Summe: 56,7%) (Frage 23). Insgesamt 46,3 % der Ärzte bezeichneten das Infektionsrisiko als gering, weitere 10,4 % sahen kein Risiko (vgl. *Abb. 23*, Anhang).

Betrachtet man die Probleme der Ärzte, spezifischen Situationen zu begegnen, wird wieder der Trend deutlich, daß im wesentlichen rein pragmatische und wissenschaftliche bzw. kognitive Elemente als weniger schwierig bewertet werden. Beispielsweise ist es relativ einfach, über *Symptome* (nicht schwierig: 85,1 %), *Sexualität* (nicht schwierig: 74,6 %) oder *Drogen* (nicht schwierig: 64,1 %) zu sprechen, als so schwer greifbare Themen wie *Tod* (schwierig: 74,6 %), *keine Aussicht auf Heilung* (schwierig: 74,6 %) oder die *Mitteilung eines positiven Testergebnisses* (schwierig: 88 %) aufzugreifen. In diesen Situationen zusätzlich die *richtigen Worte zu finden*, fällt über der Hälfte der befragten Ärzte schwer (schwierig: 52,3 %).

Nach Angaben der Ärzte, nehmen diese sich relativ viel Zeit für die Betreuung ihrer Patienten. Beim Erstbesuch sind es im Median 45 Minuten, bei den Folgebesuchen immerhin noch 20 Minuten (vgl. *Abb. 27* und *27.1*, Anhang).

Entsprechend der o.g. Angaben, spezifische Situationen zu bewältigen, würden die Ärzte gern an folgenden Fortbildungen teilnehmen:
- Umgang mit Tod und Trauer (58,2 %)
- Gesprächsführung (55,2 %)
- Streßbewältigung (46,3 %).

Dafür würden die Ärzte im Median 4 Stunden pro Monat investieren. Hinsichtlich des geeigneten Mediums spiegelt sich der Hang zur Fachdisziplin wider. Round-Table-Gespräche mit Fachkollegen (80,6 %) oder Vorlesungen (73,1 %) sind die Organisationsformen, die am häufigsten genannt wurden (vgl. *Abb. 29*, Anhang).

7.2 Ergebnisse der Patientenbefragung

Bei den HIV-Infizierten betrug die Rücklaufquote der Fragebögen 20,4 %, d.h. es beteiligten sich insgesamt 159 Patienten an der vorliegenden Befragung. Davon waren 122 (76,1 %) männlich und 37 (23,3 %) weiblich. 141 HIV-Positive (88,7 %) stammten aus Deutschland, zwei weitere Patienten aus Italien und je einer stammte aus Frankreich und Großbritannien. In 9 (8,8 %) Fällen fehlte die Angabe.
Das Alter der Befragten streute zwischen 24 und 58 Jahren und lag im Median bei 35,5 Jahren. Der Mittelwert betrug 36,2±6,9 Jahre.
Die Befragten gaben an, überwiegend in Großstädten (103, 64,8 %) zu leben. Weitere 38 Patienten (23,9 %) lebten in kleineren Städten und 16 (1,3 %) auf dem Land. In 2 Fällen (1,3 %) fehlte die Angabe.
Über die Hälfte der Patienten lebte allein (87, 54,7 %). Weitere 36 (22,6 %) waren verheiratet oder lebten mit einem Partner zusammen. Ein kleinerer Anteil lebte in Gruppen wie Familien (10, 6,3 %) oder Wohngemeinschaften (16, 10,1 %). Weitere 7 Patienten (4,4 %) gaben andere (nicht näher spezifizierte) Formen an, in 3 Fällen (1,9 %) fehlte die Angabe.
Im Mittel waren die Befragten 11,7±3,2 Jahre in der Ausbildung. Die Angaben streuten zwischen 7 und 22 Jahren. Der Median betrug 11 Jahre. Dabei wiesen 51 (32,1 %) einen Berufsschulabschluß, 30 (18,9 %) einen Hauptschulabschluß, 15 (9,4 %) einen Realschulabschluß, 17 (10,7 %) einen Gymnasialabschluß auf. Insgesamt 27 (17 %) hatten einen Universitätsstudium absolviert. In den übrigen 19 Fällen (11,9 %) wurde kein spezifischer Abschluß angegeben.

Die Beantwortung der Frage 7 läßt das Verhalten der HIV-Positiven hinsichtlich der Auswahl der Personen/Institutionen erkennen, bei denen sie sich über HIV/AIDS informieren. Das Verhalten der Population ist diesbezüglich sehr offen (vgl. *Abb. 37*).

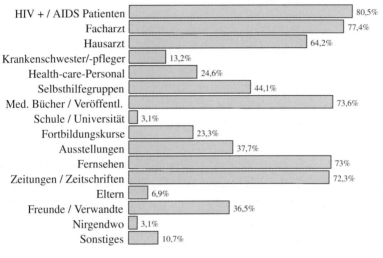

Abb. 37: Informationsquellen

Die Abbildung zeigt, daß die Patienten sowohl wissenschaftliche Informationsquellen nutzen, z.B. ihren behandelnden Arzt (64,2 %), Fachärzte (77,4 %) oder wissenschaftliche Publikationen (73,6 %) als auch die Medien bei der Informationsvermittlung stark in Anspruch nehmen, z.B. Fernsehen (73,0 %), Zeitschriften und Magazine (72,3 %). Am häufigsten genannt werden von den Betroffenen jedoch andere HIV-Positive mit 80,5 %.

Die Befragten sollten weiterhin die Ihrer Meinung nach drei wichtigsten der oben genannten Informationsquellen in der Rangfolge Ihrer Bedeutung angeben (vgl. *Abb. 38*).

Ergebnisse der Patientenbefragung

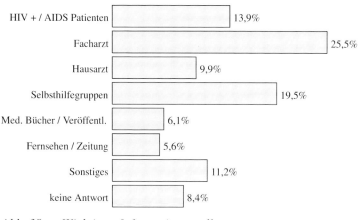

Abb. 38: Wichtigste Informationsquelle

Zur Gewichtung wurde der erste Rang mit drei Punkten, der zweite mit zwei und der dritte Rang mit einem Punkt gewertet. Demzufolge sind Fachärzte die wichtigste Informationsquelle, gefolgt von den Mitarbeitern der Selbsthilfegruppen und anderen betroffenen Patienten. Alle anderen Informationsquellen spielen nur eine untergeordnete Rolle.

Entsprechend dieser Einstellung wurde auch die Frage (9.1) beantwortet, welche Personen oder Institutionen am ehesten geeignet erscheinen, *Informationen zu geben*. Wieder stehen die Ärzte (36,8 %), andere Patienten (17,3 %) und Selbsthilfegruppen (13,8 %) im Vordergrund. Alle anderen Gruppen zusammen erreichen lediglich 9,8 %.

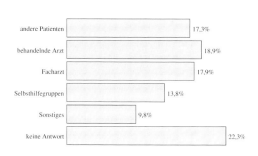

Abb. 39.1: Welche Personen werden als Informationsquelle bevorzugt?

Die befragten Patienten sind allerdings bei dem Kriterium des *Zuhörens* der Meinung, daß diese Fähigkeit eher nicht von medizinischem Fachpersonal geleisten werden kann. Diesen Aspekt gestehen sie in erster Linie den anderen Betroffenen (19,5 %) ebenso wie den Freunden bzw. Verwandten (15,7 %) zu.

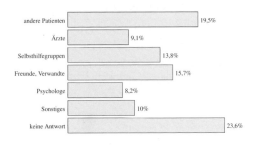

Abb. 39.2: *Wer hört HIV-Positiven am ehesten zu?*

Dieser Einstellung entspricht auch die Frage nach der kompetentesten Person/Institution hinsichtlich der *emotionalen Unterstützung* (9.3). Hier stehen die Freunde mit 23,6 % an erster Stelle, gefolgt von den anderen HIV-Positiven (15,7 %) und den Mitarbeitern der Selbsthilfegruppen (12,9 %). Ärzte und anderes Fachpersonal spielen keine Rolle.

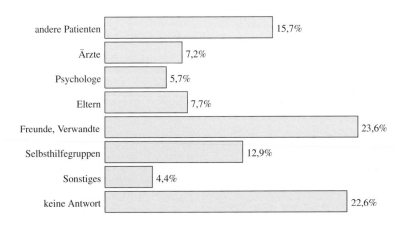

Abb. 39.3: *Wer gibt am ehesten emotionale Unterstützung?*

Bei dem Aspekt der *Beratung* sind Ärzte für die Patienten wieder die wichtigste Bezugsperson.
39,3 % wählten den behandelnden Arzt bzw. den Facharzt. Außer den Mitarbeitern der Selbsthilfegruppen (12,6 %) sind alle anderen Personen/Institutionen kaum von Bedeutung.

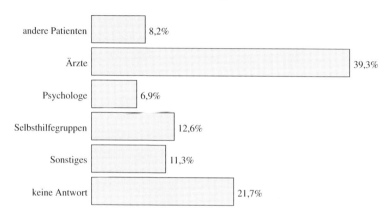

Abb. 39.4: Wer ist für eine Beratung am geeignetsten?

Der Anteil fehlender Antworten ist bei der Frage 9 sehr hoch, was sich dadurch erklären läßt, daß viele Patienten nur eine Person/Institution gewählt haben. (Die Fragestellung implizierte die Wahl zweier Personen/Institutionen.) Dies gilt für den Aspekt der Informationsvermittlung (22,3 %) ebenso wie für die anderen Items (Zuhören: 23,6 %; Emotionen: 22,6 %; Beraten: 21,7 %).

In bezug auf den Erkrankungszustand der Befragten ergab sich folgendes Bild (vgl. *Abb. 40*):
Insgesamt 121 (76,1 %) der Befragten waren HIV-positiv ohne weitere Krankheitssymptome. Dieser Befund bestand bei ihnen im Median seit 7 Jahren. Bei insgesamt 69 Patienten (43,4 %) bestanden bereits Symptome seit 4 Jahren (Median). AIDS war zum Zeitpunkt der Untersuchung bei

31 Patienten (19,5 %) diagnostiziert worden. Dieser Status bestand im Median seit 2 Jahren. Bei dieser Fragestellung waren Mehrfachnennungen möglich.

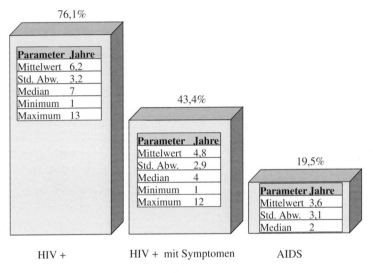

Abb. 40:   Stadium und Dauer der Infizierung

Die Ursache der Infektion war bei den Befragten hauptsächlich Geschlechtsverkehr mit einem Mann (93, 58,5 %). Als zweithäufigste Ursache wurde der Austausch von Nadeln genannt (43, 27 %), andere Infektionsmöglichkeiten lagen im Bereich von 4,4 % (Sonstiges) bis 1,9 % (Bluttransfusion) und 5,7 % der Befragten machten keine Angaben.
Die Patienten wurden über die Infektion bzw. die Erkrankung vornehmlich durch einen Arzt informiert (88,9 % Infektion bzw. 83,9 % AIDS-Erkrankung).
Diese an sich positiv zu beurteilende Tatsache spricht leider nicht zwangsläufig dafür, daß die Nachricht auch in einer für den Patienten akzeptablen Form übermittelt wurde. Häufig gemachte zusätzliche Bemerkungen der Befragten am Rand des Fragebogens verdeutlichen dies.

Insgesamt 11,1 % (HIV-Infektion) bzw. 16,1 % (AIDS-Erkrankung) der Patienten wurden nicht durch einen Arzt über ihren Zustand aufgeklärt. Ein erheblicher Anteil dieser Personen erfuhr von der Infektion durch eine medizinisch und psychologisch unqualifizierte Person.

Aufgrund der HIV-Infektion sind regelmäßige Arztbesuche notwendig (Frage 16). Über die Hälfte der Befragten (51,6 %) waren der Meinung, ihren Arzt genügend oft zu besuchen. Ein weiterer großer Anteil (36,5 %) gab an, daß die Besuchsfrequenz zu hoch sei. Dies ist insofern verständlich, da häufige Arztbesuche einen erheblichen Zeitaufwand bedeuten. Im Median konsultierten die Patienten den Arzt 13 mal pro Jahr.
Prinzipiell gibt es für die befragten Patienten nur zwei Gründe für einen Arztbesuch: die Notwendigkeit einer medizinischen Behandlung (42,8 %) und eine Routine-Untersuchung (31,4 %). Diese Aussagen passen in das Bild, das sich bereits aus den vorangegangenen Fragen herauskristallisierte. D.h. medizinisch-wissenschaftliche Aspekte stehen im Vordergrund, während z.B. eine psychologische Unterstützung nicht beim Arzt gesucht wird.
Es stellt sich nun die Frage, mit welcher Erwartungshaltung die Patienten zum Arzt gehen (Frage 18). Zwar werden der Wunsch nach Informationen (84,3 %), einer Routineuntersuchung (83 %) oder auch psychologischer Unterstützung (67,3 %) als wichtig bzw. sehr wichtig bezeichnet, jedoch nimmt das Bedürfnis nach medizinischer Behandlung (92,4 %) eine dominante Stellung ein (vgl. *Abb. 45*, Anhang).

Gefühle, die HIV-Patienten beschäftigen, sind in der Abbildung 47 zusammengestellt. Interessanterweise fühlen sich die Betroffenen in erster Linie *unterstützt*, wobei aber auch *Angst* eine ebenso bedeutende Rolle spielt.

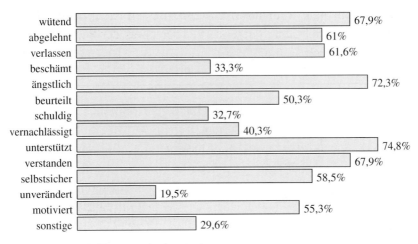

Abb. 47: Gefühlszustände der Patienten

Als Gesprächspartner der Patienten, mit denen sie ihre Gefühle diskutieren können, werden vor allem andere Patienten (85,5 %), Freunde (81,8 %) und Selbsthilfegruppen (72,3 %) bevorzugt. Mit Ausnahme der Ärzte (54,7 %) spielen alle anderen Personengruppen nur eine untergeordnete Rolle.

Das Verhältnis zwischen Patient und Arzt wird im allgemeinen als unproblematisch angesehen. Insgesamt 93,1 % bzw. 81,8 % der Befragten bezeichneten ihr Verhältnis zum Arzt als *freundlich* und *angenehm*. Fast 80 % der Befragten fühlten sich vom Arzt *verstanden*. Negative Attribute fanden kaum eine Zustimmung.

Auch sind 81,5 % der Patienten der Meinung, daß ihnen ihr Arzt "immer" oder "oft" zuhört. Lediglich 1,9 % gaben an, daß ihnen ihr Arzt "nie" zuhört. Insofern wird die Arzt-Patienten-Beziehung weitgehend positiv (42,9 % sehr gut, 38,5 % gut) bewertet, d.h. nur 1,9 % bezeichneten sie als "schlecht" (vgl. *Abb. 50* und *51*, Anhang).

Grund hierfür mag das Bemühen der Ärzte sein, den Patienten zuzuhören (78,6 %) und generell daran interessiert zu sein, was der Patient empfindet bzw. was er durchmacht (71,1 %).

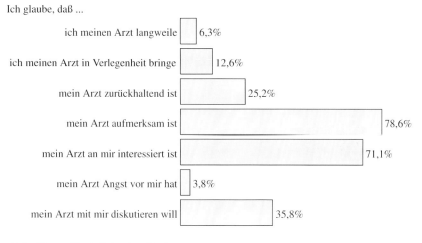

Abb. 52:   Eindrücke der Patienten

Trotzdem scheint die Möglichkeit eingeschränkt zu sein, mit dem Arzt oft genug über die alltäglichen Probleme zu diskutieren. Die Patienten gaben an, Fragen zum Lebensstil lediglich in 63,5 % der Fälle "immer" oder "oft" diskutieren zu können. Die entsprechenden Anteile der anderen Themen sind: Sexualität (42,8 %), Freundschaftsbeziehungen (49,1%), und Drogenkonsum (64,8 %).

Befragt nach der Bedeutung verschiedener Aspekte der Behandlung aus der Sicht der Ärzte (Frage 19), gaben die Patienten an, daß Fragen zur Therapie für die Ärzte von größter Bedeutung sind (sehr wichtig: 68,6 %). Erstaunlicherweise sind die Patienten auch der Meinung, daß der Arzt sich nicht primär als Informationsquelle für Patienten sieht (31,4 %). Erwartungsgemäß wird dagegen psychologische Unterstützung als nicht besonders relevant angesehen (28,3 %) (vgl. Abb. 46, Anhang).

Einen erheblichen Anteil in der Betreuung HIV-positiver bzw. an AIDS-erkrankter Patienten besteht in der Diskussion und Bewältigung spezifischer Probleme.
Darunter spielen mögliche *Einschränkungen bezüglich der medizinischen Versorgung* sowie Fragen zur *Sexualität* und auch der Umgang mit dem *Tod* eine zentrale Rolle.
Hier ist es interessant zu erfahren, wer die Initiative ergreift, um die Diskussion dieser Themen einzuleiten: der Patient sieht sich dabei eindeutig als der Aktivere. Anstöße von seiten der Ärzte sind demnach recht selten (Tod: 1,2 %; Sex: 3,7 %, Therapie: 13,8 %). Der entsprechende Anteil der Patienten liegt dagegen generell in der Größenordnung von 25 %. Auffallend ist der hohe Anteil an Patienten, der angab, bisher diese Themen nicht angesprochen zu haben (Tod: 56,7 %; Sex: 46,6 %; Therapie: 39,7 %). Hier werden möglicherweise Ängste verdrängt.

Die Patienten sind der Meinung, daß die Ärzte relativ viel in das Verhältnis zu ihnen investieren (62,6 %). Allerdings wird die Beziehung der Ärzte zum Patienten von den Betroffenen verhältnismäßig indifferent gesehen. Insgesamt 31,4 % der Befragten sehen ein Interesse des Arztes nur, wenn sie krank sind, 37,3 % glauben aber immerhin an ein allgemeines Interesse. Dagegen war ein Viertel der Befragten nicht in der Lage, dazu eine Meinung zu formulieren. Insgesamt bescheinigten aber lediglich 5,7 % der Patienten ihren Ärzten Desinteresse am Patienten.

Etwa die Hälfte aller Patienten gab an (53,4 %), während eines Arztbesuches, die Kontrolle über ihre Emotionen verloren zu haben. In diesen Fällen reagierte die Ärzteschaft nach Aussagen der Patienten offenbar richtig (gut bzw. sehr gut: 86,2 %).

Neben einigen anderen Aspekten (s. *Abb. 58*) sind die Patienten der Meinung, daß die Steigerung der Qualität einer Behandlung hauptsächlich durch eine Fortbildung der Ärzte in Gesprächsführung (67,9 %) und eine

Verbesserung der Ausbildung der Mitarbeiter des Gesundheitswesens (73,6 %) erreicht werden könnte. Ebenfalls sind die Patienten der Meinung, daß häufigere Besuche (66,7 %), kürzere Wartezeiten (60,4 %) sowie entspanntere Sitzungen (68,6 %) in einer freundlichen Atmosphäre (61,6 %) die Qualität verbessern würde.

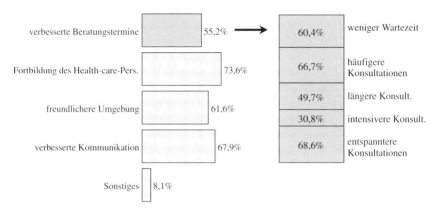

Abb. 58: Verbesserung der Therapie durch ...

Im Rahmen des Arzt-Patienten-Verhältnisses spielen für die befragten Patienten das *Vertrauen* zum Arzt (82,4 %) und die *Glaubwürdigkeit* des Arztes (82,4 %) die zentrale Rolle. Ebenfalls relativ hoch bewertet werden die Items *Zuhören* (70,4 %), *Diskretion* (69,2 %) und *Akzeptanz* (62,9 %). Die anderen Werte finden Beachtung in einem Bereich um 50 %, mit Ausnahme von *Respekt* (36,5 %), welcher am geringsten erachtet wird.

Ebenso sind die Patienten überwiegend der Meinung (72,4 %), daß sich ihr Arzt "immer" oder zumindest "oft", genügend Zeit für sie nimmt, d.h. in der Regel etwa eine halbe Stunde bei der Erstkonsultation und 20 Minuten bei Folgebesuchen.

8 Zusammenfassung

Um Ärzten, die sich aufgrund der zunehmenden Verbreitung der HIV-Erkrankung zwangsläufig mit dieser Problematik beschäftigen müssen, eine adäquate Hilfe anzubieten, kam es zur Entstehung des Projektes "Communicating Health / AIDS", an dem sich zur Zeit neun EU-Länder beteiligen. Für die Durchführung des Projektes in Deutschland war die *Forschungsstelle für Gesundheitserziehung* der Universität zu Köln verantwortlich. Das Ziel dieses Projektes ist die Entwicklung einer "Kommunikationshilfe", um die psychosoziale Beratungskompetenz des Mediziners zu erweitern.

Da zunächst sowohl die Bedürfnisse der Ärzte als auch der HIV-Infizierten bekannt sein müssen, wurden in der ersten Phase des Projektes zwei Fragebögen mit aufeinander abgestimmten Fragen entwickelt.

In der Zeit von August bis Anfang November 1993 wurden bundesweit 500 Ärztefragebögen und knapp 800 Patientenfragebögen verschickt. Die Verteilung der Fragebögen berücksichtigte eine bundesweite, flächendeckende Repräsentativität, wodurch sich aber keine repräsentative Stichprobe bezüglich Geschlecht, sexueller Orientierung, Lebensumstände u.ä. ergab. Sowohl bei den Ärzten als auch bei den HIV-Infizierten hing die Beantwortung der Fragebögen von deren Kooperationsbereitschaft und Motivation ab.

Ein Drittel aller Ärztefragebögen wurde von der *Forschungsstelle für Gesundheitserziehung* - nach telefonischer Kontaktaufnahme - an verschiedene Krankenhäuser gesandt, wobei es sich hier um Universitätskliniken, Städtische und Konfessionelle Krankenhäuser handelte. Ebenfalls wurden hierbei unterschiedliche klinische Abteilungen berücksichtigt.

Die Verteilung an niedergelassene Ärzte erfolgte über verschiedene Institutionen wie beispielsweise einige regionale Arbeitsgruppen der *Deut-*

schen Arbeitsgemeinschaft niedergelassener Ärzte in der Versorgung HIV-Infizierter e.v. (*DAGNÄ*), die regionalen *AIDS-Hilfen*, einige Landesverbände des *Hartmannbundes*, das *Wissenschaftliche Institut der Ärzte Deutschlands e.V.* (*WIAD*) und Gesundheitsämter, Sozialministerien u.ä. Ein kleiner Teil der Ärztefragebögen wurden direkt über die Forschungsstelle an Arztpraxen mit HIV-Patienten gesandt.

Die Distribution der Patientenfragebögen gestaltete sich aufgrund der Hilfsbereitschaft der Betroffenen leichter. Die Verteilung von über 50 % der Fragebögen übernahmen die regionalen *AIDS-Hilfen*. Die *AIDS-Hilfen* wurden nach ihrer geographischen Lage ausgewählt und telefonisch kontaktiert. Die Abnahme der Fragebögen bewegte sich zwischen einer Anzahl von 5 bis 25 Stück. Die restlichen Patientenfragebögen wurden über einzelne Ärzte, Krankenhäuser und die *AIDS-Stiftung "Positiv leben"* an HIV-Infizierte weitergeleitet.

Die folgende Darstellung der Ergebnisse beschäftigt sich mit den Antworten der Fragen, die im Arzt- und Patientenfragebogen identisch sind. Von den ca. 500 angesprochenen Ärzten haben 67 an der Befragung teilgenommen, das entspricht einer Antwortquote von 13,4 %. Von den Ärzten waren 51 (76,1 %) männlich und 16 (23,9 %) weiblich. Bei den HIV-Infizierten betrug die Rücklaufquote 20,4 %, d.h. 159 von 800 angesprochenen HIV-Positiven haben den Patientenfragebogen beantwortet. Davon waren 122 (76,7 %) männlich und 37 (23,3 %) weiblich. Die Geschlechterverteilung der beiden Populationen ist somit vergleichbar (exakter Test nach FISCHER: p=1).

Die Geschlechter-, Alters- und Wohnortverteilung des Kollektivs zeigt die folgende Abbildung 66.

		Ärzte (n=67)	Patienten (n=159)
Geschlecht	Männer	51 (76,1 %)	122 (76,1 %)
	Frauen	16 (23,9 %)	37 (23,3 %)
Alter	Minimum	28	24
	Maximum	77	58
	Median	40	35,5
Wohnort	Großstadt	55 (82,1 %)	103 (64,8 %)
	Kleinstadt	11 (16,4 %)	38 (23,9 %)
	ländliches Gebiet	1 (1,5 %)	16 (1,3 %)

Abb. 66: Geschlechter-, Alters- und Wohnortverteilung

Eine Übersicht über die von den Ärzten und Patienten zu Rate gezogenen Informationsquellen gibt Abbildung 67. Bei wem sie sich über die HIV-Erkrankung informieren, variiert sehr stark. Die Ärzte informieren sich alle übereinstimmend anhand wissenschaftlicher Veröffentlichungen (100 %) und in zweiter Linie bei Fortbildungskursen (79,1 %) und Kollegen. Andere Informationsquellen haben kaum eine Bedeutung. Die Patienten hingegen sind bei der Informationsbeschaffung sehr offen. An erster Stelle stehen für sie andere HIV-Infizierten (80,5 %), gefolgt von verschiedenen wissenschaftlichen Informationsquellen, wie Fachärzte (77,4 %) und medizinische Publikationen (73,6 %), aber auch Zeitschriften/Magazine (72,3 %) und Fernsehen (73,0 %) werden bei der Informationsaufnahme berücksichtigt.

Zusammenfassung

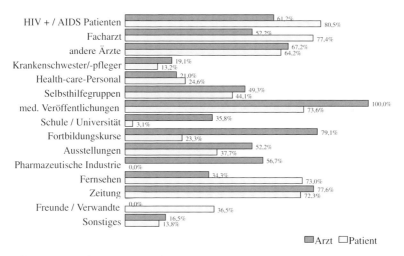

Abb. 67: Informationsquellen

Bei der Bewertung der Quellen hinsichtlich ihrer Wichtigkeit, wählen die Ärzte an erster Stelle Publikationen jeder Art, wobei eindeutig die wissenschaftlichen (27,6 %) bevorzugt werden. Für die Patienten spielen diese nur eine untergeordnete Rolle (6,1 %). Die Patienten wählen an erster Stelle nicht - was die Beantwortung der Frage 7 vermuten läßt - andere Betroffene, sondern stellen an erste Präferenz die (Fach-)Ärzte (25,9 % + 9,9 % Hausarzt = 35,8 %), was darauf schließen läßt, daß sie die Informationen der Ärzte inhaltlich für bedeutsamer halten. Die Ärzte halten die Informationen ihrer Kollegen (12,2 % + 6,0 % = 18,2 %) im Vergleich für nicht so maßgeblich.

Weitere Gruppen, die für die Patienten wichtige Informationsquellen darstellen, sind andere HIV-Positive (13,9 %) und die Mitarbeiter der Selbsthilfegruppen (19,5 %). Diese spielen wiederum für die Ärzte kaum eine Rolle. Die Massenmedien (Fernsehen, Zeitungen) haben sowohl für die Ärzte als auch die Patienten eine untergeordnete Bedeutung.

Die gewählte Person/Institution als geeignetste *Informationsquelle* ist für Ärzte und Patienten annähernd gleich (vgl. *Abb. 69.1*).

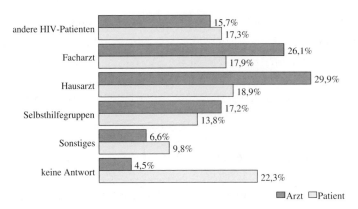

Abb. 69.1: Welche Personen werden als Informationsquelle bevorzugt?

Die Ärzte präferieren hier eindeutig den behandelnden Arzt und den Facharzt. Auch die Patienten bevorzugen Ärzte als Informationsvermittler, räumen aber den anderen Betroffenen fast gleichviel Kompetenz ein. Es ist in diesem Zusammenhang nicht verwunderlich, daß die Ärzte sich selbst etwas besser bewerten.

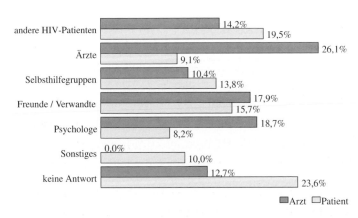

Abb. 69.2: Wer hört HIV-Positiven am ehesten zu?

Bei der Fähigkeit *Zuzuhören* halten sich die Ärzte wiederum für die geeigneteste Person (26,1 %), gefolgt von den Psychologen (18,7 %) und den Freunden der Infizierten (17,9 %). Die Patienten hingegen sehen den Arzt nur zu 9,1 % und den Psychologen zu 8,2 % als guten Zuhörer, sie fühlen sich am ehesten von anderen Betroffenen (19,5 %) und ihren Freunden (15,7 %) beachtet.

Die Frage nach einer Bewertung der *emotionalen Unterstützung* wird von Ärzten und Patienten übereinstimmend beantwortet: diese Fähigkeit wird grundsätzlich an erster Stelle den Freunden der HIV-Infizierten zugestanden (30,6 %; 31,3 %). Demgegenüber fallen alle anderen Gruppen oder Institutionen zurück. Bemerkenswert erscheint aber auch hier, daß die Ärzte sich selbst (16,4 %) deutlich mehr Kompetenz einräumen als die Patienten dies tun (7,2 %) (vgl. *Abb. 69.3*).

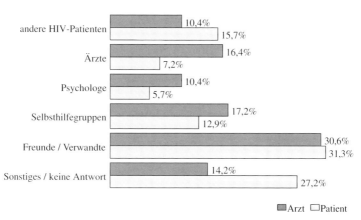

Abb. 69.3: Wer gibt am ehesten emotionale Unterstützung?

Sowohl die Ärzte als auch die Patienten halten den behandelnden Arzt bzw. den Facharzt für die kompetenteste Person hinsichtlich der *Beratungsfunktion*. Die Ärzte halten sich zu 50 % für geeignet, Ratschläge zu geben. Dies wird von den Patienten (39,3 %) bestätigt. In zweiter Präferenz werden von den Befragten die Mitarbeiter der Selbsthilfegruppen um Rat gebeten.

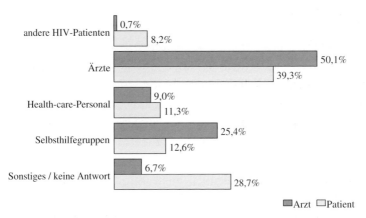

Abb. 69.4: *Wer ist für eine Beratung am geeignetsten?*

Bei der Einschätzung verschiedener Aspekte der Versorgung von HIV/AIDS-Patienten halten die Ärzte (81,1 %) und Patienten (76,1 %) übereinstimmend die *medizinische Behandlung* für das wichtigste Kriterium. Voneinander abweichende Meinungen kennzeichnen den Aspekt der *psychologischen Unterstützung* durch den Arzt: nur 28,9 % der Patienten erachten diesen Aspekt für "sehr wichtig", wobei die Ärzte zu 74,6 % zu dieser Bewertung kommen.

Diese abweichende Sichtweise wird zusätzlich durch den Vergleich der Fragen 11 (Arztfragebogen) und 18 (Patientenfragebogen) verdeutlicht. Die Frage 11 beschäftigt sich mit der Einstellung der Patienten aus der Sicht der Ärzte. Die Ärzte glauben, daß die Patienten die Bedeutung der einzelnen Behandlungspunkte folgendermaßen gewichten würden (die Antwortmöglichkeiten "sehr wichtig" und "wichtig" zusammengefaßt):

1. *Med. Behandlung*	**89,6 %**
2. *Psychologische Unterstützung*	**89,5 %**
3. *Check-up*	**49,2 %**
4. *Beratung*	**89,6 %**

Bei den Aspekten *medizinische Behandlung, psychologische Unterstützung* und *Beratung* vermuten die Ärzte eine gleichwertige Einschätzung seitens der Patienten, lediglich der Aspekt *Check-up* wird als weniger wichtig angenommen.
Die tatsächlichen Erwartungen und Bedürfnisse der Patienten stimmen mit diesem Bild jedoch nicht überein:

1. *Med. Behandlung*	**92,4 %**
2. *Psychologische Unterstützung*	**67,3 %**
3. *Check-up*	**83,0 %**
4. *Beratung*	**84,3 %**

Die Patienten erwarten von ihrem Arzt in erster Linie eine medizinische Betreuung einschließlich einer Beratung sowie regelmäßige Routine-Untersuchungen. Hingegen fordern sie von ihrem Arzt nicht unbedingt eine psychologische Betreuung, wobei sich diese Einstellung wahrscheinlich durch die Erfahrungen mit Ärzten im Alltag manifestiert hat.

Die Diskussion und Bewältigung spezifischer Probleme nimmt in der Betreuung der HIV/AIDS-Patienten einen wichtigen Platz ein. Wer den Anstoß zur Diskussion der zentralen Themen *Tod, Sexualität* und *Einschränkung der medizinischen Versorgung* gibt, wird von den Ärzten und Patienten unterschiedlich gesehen.
Bei den befragten Patienten fällt besonders der relativ hohe Anteil der Antwort "nicht diskutiert" auf. Ebenfalls sieht sich der Patient eindeutig als der Aktivere in bezug auf den Diskussionsanstoß, während er Anstöße seitens der Ärzte zu den oben genannten Themen nur mit 1,2 %; 3,7 %

und 13,8 % bewertet. Die Antworten der Ärzte bezüglich der Gesprächseröffnung zeigen wieder den Trend, daß die Ärzte ihre eigenen Aktivitäten überbewerten. Sie halten sich zu einem Drittel für die Anstoßgeber bei den Themen *Sexualität* und *Therapie*. Eine Ausnahme stellt das Thema *Tod* dar, hier sehen die Ärzte einen stärkeren Wunsch seitens der Patienten (48,5 %), dieses Thema zu diskutieren.

Die Patienten sind hingegen der Meinung, daß die Ärzte bei diesen Themen nur in den seltensten Fällen die Initiative ergreifen (vgl. *71.1 - 71.3*, Anhang).

Die Einschätzung der Ärzte hinsichtlich der Emotionen von HIV-Infizierten findet kaum Parallelen zu den Antworten der Patienten. Lediglich die Gefühle *Angst* und *Beschämung* haben bei beiden Personengruppen einen ähnlich hohen bzw. niedrigen Anteil von Nennungen (s. *Abb. 72*).

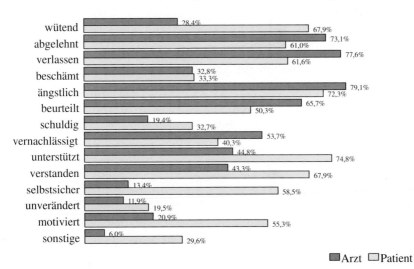

Abb. 72: Gefühlszustände der Patienten

Die aufgeführten Gefühlszustände lassen sich in zwei Hauptgruppen unterteilen, in die "positiven" (*verstanden, selbstsicher*) und "negativen"

(*schuldig, vernachlässigt*) Gefühle. Eine weitere Differenzierung betrifft die "Richtungsweisung" der Gefühle: es wird einerseits unterschieden zwischen Emotionen, die durch das Verhalten anderer verursacht werden (*abgelehnt, unterstützt*) und andererseits den Gefühlen, die unabhängig von anderen Personen hervorgerufen werden (*ängstlich, selbstsicher*).
Die Unterscheidung "positiv/negativ" läßt weitere Interpretationen zu; es zeichnet sich folgender Trend ab: unabhängig von der Art der Auslösung einer Emotion (beeinflußt durch andere bzw. nicht) unterschätzen Ärzte generell die positiven Gefühle ihrer Patienten, d.h. diese erfahren durch die Ärzte weniger Nennungen als von den Patienten.
Es ist möglich, daß die Patienten ihre Gefühle selbst überschätzen - als eine Form der Kompensation - aber es wird doch deutlich, daß Ärzte nicht wissen, was ihre Patienten fühlen. Auf der anderen Seite überschätzen die Ärzte die Bedeutung der negativen Gefühle, die Emotionen werden um mindestens 10 % höher eingeschätzt (mit den Ausnahmen *beschämt* und *schuldig*).

Die verschiedenen Fragen hinsichtlich des Arzt-Patienten-Verhältnisses zeigen ein einheitliches Bild zwischen der Einstellung der Ärzte und Patienten. Die Ärzte geben zu 76,1 % an, daß sie "viel mehr" bzw. "ein bißchen mehr" in HIV-Patienten investieren als in ihre anderen Klienten.
Das stimmt in etwa mit der Meinung der befragten Patienten überein, die überwiegend glauben, daß ihr Arzt ausreichend viel in das Arzt-Patienten-Verhältnis investiert. Insgesamt bezeichnen sowohl die Ärzte (88 %) als auch die Patienten (81,4 %) ihr Verhältnis zueinander als "gut" bzw. "sehr gut".
Auch die Werte, die im Beziehungsfeld Arzt-Patient eine Rolle spielen, werden übereinstimmend beurteilt. Von beiden wird das *Vertrauen* als der wichtigste Wert für ein gutes Verhältnis genannt (vgl. *Abb. 73.1*).
In Abbildung 73.3, die die Einschätzung der Befragten in bezug auf die Antwortmöglichkeit "nicht so wichtig" darstellt, zeichnet sich ein klareres Bild ab. Allerdings sind die Gewichtungen der Befragten auch hier ähn-

lich. Bemerkenswert und interessant ist jedoch die fast identische - negative - Bewertung des *Respekts*.

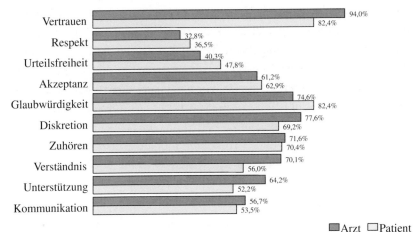

Abb. 73.1: *Werte für ein gutes Arzt-Patienten-Verhältnis
 - Einschätzung "sehr wichtig"*

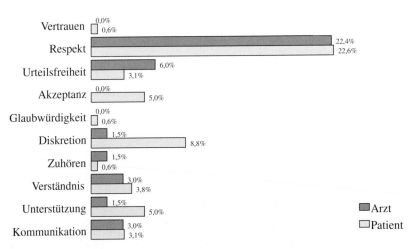

Abb. 73.3: *Werte für ein gutes Arzt-Patienten-Verhältnis
 - Einschätzung "nicht so wichtig"*

Ebenfalls interessant ist die Kongruenz der Antworten hinsichtlich der Konsultationsdauer. Der t-Test (unverbundene Stichproben, 2-seitige Fragestellung) ergibt mit p=0,25 für den Erstbesuch keinen signifikanten Unterschied zwischen den Einschätzungen der Ärzte und Patienten. Für die analoge Analyse der Folgebesuche ergibt sich mit p=0,017 ein statistisch signifikanter Unterschied. Dies liegt an der relativ kleinen Standardabweichung. Bemerkenswerterweise geben aber die Patienten - nicht die Ärzte - längere Besuchszeiten an (s. *Abb. 74* und *75*, Anhang).

9 Ausblick

Überraschenderweise hat die Bedarfsanalyse gezeigt, daß das Arzt-Patienten-Verhältnis von den beiden befragten Gruppen als eher gut beschrieben wird und die Patienten im großen und ganzen mit ihrem Arzt sehr zufrieden sind.
Die Antworten der Ärzte haben gezeigt, daß sie keine Weiterbildung benötigen hinsichtlich der Lösung kognitiver Probleme. Jedoch ist eindeutig der Wunsch nach Unterstützung bezüglich emotionaler Situationen klargeworden. Die Ärzte gaben an, daß sie im Gespräch mit HIV-Patienten große Schwierigkeiten bei der Bewältigung folgender Situationen haben: "Mitteilung eines positiven Testergebnisses", "Sprechen über den Tod" und die Tatsache "keine Heilung zu ermöglichen". Die genannten Bedürfnisse und Wünsche der Ärzte und Patienten haben zur Entwicklung der Flexiblen Module *Sterbebegleitung* und *Übermitteln von schlechten Nachrichten* innerhalb des Schulungsprogramms geführt.
Ebenfalls wünschen die Ärzte eine Schulung auf dem Gebiet der "Gesprächsführung"; dieser Wunsch wurde auch in den anderen Ländern verstärkt geäußert. Die Antworten der Patienten haben dieses Bild gefestigt; sie wünschen vor allem eine "bessere Ausbildung der Kontaktpersonen des Gesundheitswesens" und eine "bessere Ausbildung der Ärzte in Gesprächsführung".
Dies bestätigte die These der Projektbeteiligten, daß die Entwicklung eines *Communication Training Package* sinnvoll ist.
Die Patienten kritisierten ebenfalls die seltene Initiative der Ärzte, die Themen "Sexualität" und "Tod" anzusprechen. Übereinstimmungen mit den Ärzten diesbezüglich führte zur Aufnahme des Flexiblen Moduls *Sprechen über Sexualität und Sexualverhalten* in das Fortbildungskonzept.

10 Zitate von HIV-Infizierten

10.1 Zitate aus beigelegten Briefen

"*Der Informationsstand von Ärzten und medizinischem Personal ist z.T. erschreckend niedrig.*
Mir ist klar, daß ein "einfacher" Hausarzt oder ein/e Krankenschwester/-pfleger nicht detailliert Bescheid wissen kann, jedoch kann ich verlangen, daß im Umgang mit HIV/AIDS mehr Feingefühl vorhanden sein sollte, als es sonst der Fall ist.
[...] Positive Testergebnisse werden (meist von Hausärzten) entweder als nichtig angesehen und per Post verschickt oder überfordern den Hausarzt, so daß jener sich sogar Rat bei den Betroffenen sucht. [...] Hierzu erscheint es mir (und nicht nur mir) wichtig, in die Schulungen HIV-Positive zu integrieren. Sie wissen am besten über Gefühle, Befindlichkeiten, Ängste und Nöte im Zusammenhang mit dieser Krankheit Bescheid."

"*Ich bin zur Zeit in Haft und habe nur mit dem Tropeninstitut alle 3 Monate Kontakt. Bin seit 8 Jahren HIV-positiv und werde hier als HIV-positiv ärztlich sehr schlecht behandelt.*
Bin seit Jahren drogensüchtig, bekam bis vor 2 Monaten Polamidon und wurde gegen meinen Willen von der hiesigen Ärztin hier in der Strafanstalt runterdosiert.
Ich komme überhaupt nicht mehr alleine zurecht, da mir das Polamidon fehlt. Ich bin nur noch eine Belastung für mich selbst. Es ist für mich kein Leben mehr, dahin zu vegetieren."

"*Es sitzen immer viele da, die auch in Not sind, man selbst setzt sich unter Zeitdruck beim Arzt, man spürt, daß der Arzt es eilig hat, wir fühlen so was.*
Die Ärzte sind kalt, müssen kalt sein, kalt werden, um es auszuhalten; nie ohne Konzept zum Arzt gehen, Junge, neue Ärzte sind oft inkompetent

und kennen nur Fakten, aber nicht AIDS.
Ohne Kampf, rücksichtslos, egoistisch [sein, sonst] erreicht man nichts! Trotzdem bin ich froh, daß es Ärzte gibt, wenn Sie auch schwach sind, aber Sie befassen sich mit uns."

"Was mir leider sehr auffällt, ist, daß die meisten "normalen" Ärzte sehr unwissend über AIDS sind. In einem anderen Krankenhaus, wo festgestellt wurde, daß ich HIV-infiziert bin, hat man es mir mitgeteilt, als ob ich nur Kopfschmerzen habe. Als ich es meinem Hausarzt mitteilte, dachte ich schon, er falle in Ohnmacht. Er hat sich selbst direkt nach meiner Mitteilung einen HIV-Test machen lassen."

"Klinikärzte wechseln ständig, es kann kein Vertrauensverhältnis entstehen."

"Die Ärzte haben zu wenig Zeit für HIV-Positive [...]."

10.2 Zitate in Ergänzung zu einzelnen Fragen

Welche drei Informationsquellen der oben aufgeführten Liste sind Ihrer Meinung nach am wichtigsten? (Frage 8)
"Keine - das Wichtigste war und ist mein Gefühl. Angst vor der Krankheit hatte ich nie, eher Angst vor den Reaktionen meiner Mitmenschen. - Ich informiere mich zwar, habe bislang aber nichts gefunden, was mich zu irgendeiner Verhaltensänderung bewegt hätte."

Wer hat Ihnen mitgeteilt, daß Sie HIV-positiv sind? (Frage 13)
"[Facharzt] hatte mich ungefragt getestet und mir auch ungefragt das Ergebnis mitgeteilt. Einziger Kommentar: Leben Sie weiter wie bisher! - Habe ich gemacht."

"*Er* [Behandelnder Arzt] *hat mir an den Kopf geworfen, ich habe AIDS und werde bald sterben; keine ausreichende Information.*"

Stimmen Sie mit den folgenden Sätzen überein? (Frage 25)
"[Ich glaube, daß mein Arzt mit mir diskutieren will.], *aber er hat nicht genügend Zeit!*"

"[Ich glaube, daß mein Arzt mit mir diskutieren will.], *dazu haben die Ärzte in der heutigen Zeit wohl keine Zeit mehr.*"

Könnten die folgenden Möglichkeiten die Qualität der Behandlung verbessern? (Frage 31)
"*Nicht als HIV-Patient in der Abstellkammer zu sitzen!*"

Erfreulicherweise haben viele HIV-Infizierte uns motivierende Zuschriften gesandt, in denen Sie sich für unser Interesse bedankten und uns viel Erfolg mit diesem Projekt wünschten. Einige Patienten (und zwei Ärzte) haben auf die Wahrung der Anonymität verzichtet und uns für weitere Fragen Ihre Telefonnummern hinterlassen.

Zitat eines Arztes: (zur Frage 9)
"*Wenn ein Arzt sich als Hausarzt versteht und engagiert, dann treffen alle 4 Punkte auf ihn zu. Dies ist aber leider <u>nicht</u> mit unserem Kassenabrechnungssystem vereinbar. Ich habe daher vor 3 Jahren meine Kassenzulassung zurückgegeben, nachdem ich mich seit 1983 mit AIDS befasse und immer mehr in die Kostenschere kam.*"

11 Literatur

ALLHOF PG; BAUERDORF R; BORELLI S et al: HIV-Infektion - AIDS. Eine aktualisierte Übersicht für den niedergelassenen Arzt zu medizinischen, psychosozialen und gesundheitsökonomischen Fragen. Köln: Deutscher Ärzteverlag, 1989

AMIR M: Considerations guiding physicians when informing cancer patients. *Soc-Sci-Med.* **24**(9): 741-748, 1987

ANONYMOS: AIDS - bald bei jedem Hausarzt? *Sexualmedizin* **16**(12): 524-529, 1987

ARM F: Pro-Mente-Sana-Tagung "Kommunikation in der Klinik". Psychiatriepatienten: "Profis ihrer eigenen Krankheit". *Krankenpfl Soins Infirm* **87**(1): 26-28, 1994

BATTLES JB; MANDLE S: Determining the core competencies of the ideal health sciences communicator. *J-Biocommun* **13**(4): 20-28, 1986

BAUER G; HEUSSER R; BEUTTER HJ; STEFFEN R; GUTZWILLER F: Primärprophylaxe der HIV-Infektion. *Therapeutische Umschau* **48**(4): 251-257, 1991

BAUMGARTNER C; BUETTNER E; SPANNAGL P: Von der Massenkommunikation zum persönlichen Gespräch über AIDS. Ein Ansatz zur AIDS-Aufklärung. *Bewährungshilfe* **36**(1-2): 157-166, 1989

BECKER S: Der Arzt, der AIDS-Patient und die Sexualität. In: SIGUSCH V (ed): AIDS als Risiko. Über den gesellschaftlichen Umgang mit einer Krankheit. Hamburg: Konkret-Literatur-Verlag, 1987

BECKER S: Psychosoziale Aspekte bei AIDS. *Der Hautarzt* **38**(2): 115-117, 1987

BECKER WD: Entwicklung eines Fortbildungsprogramms für Berater zum Thema AIDS. Erster Zwischenbericht. *DAJEB-Informationsrundschreiben* 178: 47-53, 1989

BENSING J: Doctor-patient communication and the quality of care. *Soc-Sci-Med.* **32**(11): 1301-1310, 1991

BIRD J; COHEN-COLE SA: The three-function model of the medical interview. An educational device. *Adv-Psychosom-Med.* (20): 65-88, 1990

BOR R; MILLER R; SALT H; SCHER I: The relevance of a family counseling approach in HIV/AIDS : Discussion paper. *Patient Education and Counseling* (17): 235-242, 1991

BOSSARD H: HIV-Prävention in der Arztpraxis. *Schweizerische Ärztezeitung* (72): 30-31, 1991

BOWMAN FM; GOLDBERG DP; MILLAR T; GASK L; MC GRATH G: Improving the skills of established general practitioners: the long-term benefits of group teaching. *Medical Education* (26): 63-68, 1992

BRÄUTIGAM HH: Ärzte und AIDS. *Sexualmedizin* (16): 443, 1987

BRECHBUHLER M: "Wenn ich's doch nur sagen könnte!" *Krankenpflege Soins Infirm* **87**(2): 47, 1994

BRIGGS GW; REPLOGLE WH: Effect of communication skills training on residents' attitudes toward their patients. *Acad-Med.* **66**(4): 243, 1991

BRON B: Die "Wahrheit am Krankenbett" und ihre Bewältigung durch den unheilbar Kranken und Sterbenden. *Fortschr-Neurol-Psychiatr* **55**(6): 189-200, 1987

BURROWS A: A piece of my mind. The man who didn't know he had cancer. *JAMA* **266**(18): 2550, 1991

CLINE DJ: The psychological impact of HIV infection - What clinicians can do to help. *Journal of the American Academy of Dermatology* **22**(12): 1302, o.J.

COVERDALE JH; ARUFFO JF; LAUX LF; VALLBONA C; THORNBY JI: AIDS, minority patients, and doctors: what's the risk? Who's talking? *Southern Medical Journal* **83**(12): 1380-1383, 1990

CRAIG JL: Retention of interviewing skills learned by first-year medical students: a longitudinal study. *Medical Education* (26): 276-281, 1992

DAMIAN D; TATTERSALL MH: Letters to patients: Improving communication in cancer care. *Lancet* **338**(8772): 923-925, 1991

DAVIS H: Breaking bad news. *Practitioner* **235**(1503): 522-526, 1991

DAVIS H; NICHOLAOU T: A comparison of the interviewing skills of first and final year medical students. *Medical Education* (26): 441-447, 1992

DER BUNDESMINISTER FÜR GESUNDHEIT (ed): Leitfaden HIV für Ärzte. Baden-Baden: Nomos-Verlagsgesellschaft, 1992

DI MATTEO MR; DINICOLA DD: Sources of assessment of physician performance; A study of comparative reliability and patterns of intercorrelation. *Med. Care* (19): 829, 1981

DIGNAN M; MCQUELLON R; MICHIELUTTE R; BREWER C; ATWELL B; CRUZ J: Helping students respond to stressful interactions with cancer patients and their families: A pilot program. *J. Cancer Education* **4**(3): 179-183, 1989

DITTMAR K (ed): AIDS, die politische Krankheit. Braunschweig: Steinweg Verlag, 1988

DOLL J; JUHL K: Psychosoziale Faktoren der Teilnahme am HIV-Antikörpertest. Hamburg: AIDS Beratungsstelle der Behörde für Arbeit, Gesundheit und Soziales, 1990

DT. ZENTRALE FÜR VOLKSGESUNDHEITSPFLEGE E.V. (ed): AIDS: Stichworte für Krankenpflegepersonal im Krankenhaus, in der Sozialstation, in der häuslichen Krankenpflege. Frankfurt/Main, 1987

EPSTEIN R: Patient attitudes and knowledge about HIV infection and AIDS. *J-Fam-Pract.* **32**(4): 373-377, 1991

ERMANN M; GARWERS C; HUTNER et al: Psychosoziale HIV/AIDS-Betreuung. *Münchner Medizinische Wochenschrift* **130**(3): 37-42, 1988

EVANS BJ; KIELLERUP FD; STANLEY RO; BURROWS GD; SWEET B: A communication skills programme for increasing patients'satisfaction with general practice consultations. *British Journal of Medical Psychology* **60**(4): 373-378, (1987)

EVANS BJ; STANLEY RO; MESTROVIC R; ROSE L: Effects of communication skills training on students' diagnostic efficiency. *Medical Education* (25): 517-526, 1991

FASSBENDER CF (ed): Arzt-Patienten-Zusammenarbeit. Interdiziplinäre Diskussion zur Compliance. Mannheim: Boehringer Mannheim, 1988

FILSINGER D; SCHÄFER J, VOLLENDORF M; AUCKENTHALER A; BERGOLD J: Supervision in der AIDS-Arbeit. Berlin: Freie Universität Berlin, 1993

FINE RL: Personal choices: communication between physicians and patients when confronting critical illness. *The Journal of Clinical Ethics* **2**(1): 57-61, 1991

FISCHER B; LEHRL S (eds): Patienten Compliance. Mannheim: Boehringer Mannheim, 1982

FISCHER HD (ed): Handbuch der Medizinkommunikation: Informationstransfer und Publizistik im Gesundheitswesen. Köln: Deutscher Ärzte-Verlag, 1988

FLATTEN G; ALLHOFF PG: AIDS als Problem in der kassenärztlichen Versorgung. Informationen, Hinweise und Handlungsanweisungen für niedergelassene Ärzte. Köln: Deutscher Ärzteverlag, 1987

FLATTEN G; ALLHOFF PG (eds): AIDS-Information für niedergelassene Ärzte. Köln: Deutscher Ärzteverlag, 1988

FLOTO C; FUESSEL HS; HETTWER H; KOCHEN M: HIV-Antikörpertest: Beratung in der Praxis. *AIDS-Brief* **2**(3): 13-18, 1989

FORREST J: A positive AIDS test - how to tell? *The Medical Journal of Australia* **155**(3): 142, 1991

GEIGER A; WEILANDT C; MULCKAU A: Prävention der HIV-Infektion. WIAD Schriftenreihe, Band 5, Bonn: Wirtschafts- und Verlagsgemeinschaft mbH, 1993

GEILSER L: Arzt und Patient im Gespräch. Wirklichkeit und Wege. Frankfurt/Main: Pharma Verlag, 1987

GERBERT B; MAGUIRE BT; COATES TJ: Are patients talking to their physicians about AIDS? *Am-J-Public-Health* **80**(4): 467-468, 1990

GOLDBERG R; GUADAGNOLI E; SILLIMAN RA; GLICKSMAN A: Cancer patients' concerns: Congruence between patients and primary care physicians. *J. Cancer Education* **5**(3): 193-199, 1990

GUTWINSKI-JEGGLE J: Das Arzt-Patient-Verhältnis im Spiegel der Sprache. Berlin: Springer, 1987.

HAEBERLE EJ: AIDS-Prävention: Den Ärzten kommt die Schlüsselrolle zu. *Sexualmedizin* **18**(4): 190-193, 1989

HAEBERLE EJ (ed): AIDS: Beratung, Betreuung, Vorbeugung - Anleitungen für die Praxis. Berlin [u.a.]: de Gruyter, 1987.

HABERMAS J: Theorie des kommunikativen Handelns. Frankfurt: Suhrkamp, 1988

HAINES A; BOOROFF A: Terminal care at home: perspective from general practice. *British Medical Journal Clin-Res* **292**(6527): 1051-1053, 1986

HERSCHBACH P: Streß im Krankenhaus - Die Belastungen von Krankenpflegekräften und Ärzten/Ärztinnen. *Psychother. Med. Psychol.* (41): 176-186, 1991

HESSLING A; HECKMANN W (eds): AIDS und die Sozialwisschenschaften: eine Projektdatenbank deutschsprachiger ForscherInnen. Berlin: AIDS-Zentrum im Bundesgesundheitsamt, 1992

HEUSSER R; SCHULTE V: Konzept zur Förderung der HIV-Prävention in der Arztpraxis. *Schweizerische Ärztezeitung* (72): 30-31, 1991

HOLLAND JC; GEARY N; MARCHINI A; TROSS S: An international survey of physician attitudes and practice in regard to revealing the diagnosis of cancer. *Cancer Investigation* **5**(2): 151-154, 1987

IRWIN WG; MC CLELLAND R; LOVE AMG: Communication skills training for medical students: an integrated approach. *Med. Education* (23): 387- 394, 1989

JÄGER H (ed): AIDS: Psychosoziale Betreuung von AIDS- und AIDS-Vorfeldpatienten. Stuttgart: Thieme, 1987

JENKE A; MATTHIS C: Modellstruktur, Angebotsmerkmale und Beginn der Berichterstattung durch die AIDS-Fachkräfte. Kiel: GSF, 1990.

JOESBURY HE; BAX NDS; HANNAY DR: Communication skills and clinical methods: a new introductory course. *Medical Education* **24**(5): 433-437, 1990

JOHNSON IA; ADELSTEIN DJ: The use of recorded interviews to enhance physician-patient communication. *Journal of Palliative Care* **7**(1): 18-29, 1991

KERR DN: Teaching communication skills in postgraduate medical education. *Journal of the Royal Society of Medicine* **79**(10): 575-580, 1986

KING MB: AIDS and the general practitioner: views of patients with HIV infection and AIDS. *BMJ* **297**(6642): 182-184, 1988

KING MB: Psychological and social problems in HIV infection: interviews with general practitioners in London. *BMJ* **299**(6701): 713-717, 1989

KLEVENOW A: Formen der Angst: Betroffene, Ärzte, Schwestern und Krankenpfleger sind im Umgang mit AIDS überfordert. *Pro Familia Magazin* (15): 6-7, 1987

KNECHTEN H; HABETS L; KNICKMANN M; WOLTERS D: Betreuung von HIV-infizierten Patienten (HIV-IP) in der Praxis. *Verh Dtsch Ges Inn Med* (97): 381-386, 1991

KOHLER FC: Beziehungsgestaltung in der hausärztlichen Praxis. *Z Ärztl Fortbild Jena* **84**(22): 1171-1172, 1990

KREUZER MD; SCHÄFER OP; WEYDT PG: Ärztefortbildung und Praxisbegleitung in Sachen AIDS. *Hessisches Ärzteblatt* **?**: 209-217, 1989

KÜBLER-ROSS E: Interviews mit Sterbenden. Gütersloh: GTB, 1990

KÜBLER-ROSS E: AIDS: Herausforderung zur Menschlichkeit. Gütersloh: GTB, 1990

LANDESÄRZTEKAMMER BADEN-WÜRTTEMBERG UND WISSENSCHAFTLICHES INSTITUT DER ÄRZTE DEUTSCHLANDS (WIAD, Geschäftsstelle Stuttgart): Fortbildung von Ärzten in Baden-Württemberg im Bereich HIV zur Verbesserung des Arzt-Patienten-Verhältnisses unter besonderer Berücksichtigung der psychosozialen Dimension. Abschlußbericht. Stuttgart, 1994

LANGE C (ed): Aids - eine Forschungsbilanz. Berlin: edition sigma, 1993

LATIMER E: Caring for seriously ill and dying patients: the philosophy and ethics. *Can-Med-Assoc-J.* **144**(7): 859-864, 1991

LAURENT C: Communication skills. Finding the right person for the job. *Nursing Times* **87**(12): 27-28, 1991

LEWIS CC; PANTELL RH; SHARP L: Increasing patient knowledge, satisfaction, and involvement: randomized trial of a communication intervention. *Pediatrics* **88**(2): 351-358, 1991

LEY P: Giving information to patients. In: EISER JR (ed): Social psychological and behavioural science. New York: John Wiley and sons, 1982

LLOYD A: Communication skills. Stop, look and listen. *Nursing Times* **87**(12): 30-32, 1991

LÖNING P; SAGER SF (eds): Kommunikationsanalysen ärztlicher Gespräche. Ein Hamburger Workshop. Hamburg: Buske, 1985

MAGUIRE P: Barriers to psychological care of the dying. *British Medical Journal Clin-Res* **291**(6510): 1711-1713, 1985

MARTIN E; RUSSELL D: Why patient consults and what happens when they do. *British Medical Journal* **303**(6797): 289-292, 1991

MASON JL; BARKLEY SE; KAPPELMAN MM; CARTER DE; BEACHY WV: Evaluation of a self-instructional method for improving doctor-patient communication. *Journal of Medical Education* **63**(8): 629-635, 1988

MAZUR DJ; HICKAM DH: Patients' interpretations of probability terms. *Journal of General Internal Medicine* **6**(3): 237-240, 1991

MÜHLFELD C: Notizen zu AIDS als sozialpädagogisches Handlungsfeld: Prävention, Beratung, Betreuung. In: MÜHLFELD C; OPPL H; WEBER-FALKENSAMMER H; WENDT WR (eds): Brennpunkte sozialer Arbeit. Schriftenreihe für Studierende, Lehrende und Praktiker. Frankfurt: Diesterweg, 1988

NN: Gute Texte wieder gelesen. Resolution der deutschen Gesellschaft für Chirurgie zur Behandlung Todkranker und Sterbender. *Krankenpfl J* **30**(11): 520, 1992

NYLENNA M: The general practitioner and information to cancer patients. *Scand-J-Prim-Health-Care* **3**(1): 35-38, 1985

PARRY JK: The significance of open communication in working with terminally ill clients. *The Hospice Journal*, **3**(4): 33-49, 1987

PEPLER CJ; LYNCH A: Relational messages of control in nurse-patient interactions with terminally ill patients with AIDS and cancer. *Journal of Palliative Care* **7**(1): 18-29, 1991

PERKINS HS: Teaching medical ethics during residency. *Academic Medicine* **64**(5): 262-266, 1989

PFEFFERBAUM B; LEVENSON PM; VAN EYS J: Comparison of physician and patient perceptions of communications issues. *South-Med-J.* **75**(9): 1080-1083, 1982

RIEDMANN K; KRAUS M (eds): Inventory of psycho-social and behavioural AIDS/drug research throughout Europe. Berlin: AIDS-Zentrum im Bundesgesundheitsamt, 1994

RITSCHL D: Zum "diagonalen Prinzip" als Träger der Arzt-Patient-Beziehung. *Wien Med Wochenschr* **142**(23-24): 548-552, 1992

ROTER DL; HALL JA; KATZ NR: Patient-physician communication: A descriptive summary of the literature. *Patient Education and Counseling* (12): 99-119, 1988

SACHS, L: Statistische Methoden. Berlin: Springer, 1982

SCHLESINGER S: Wie wir Hausärzte HIV-Positive betreuen sollen. *Sexualmedizin* **18**(3): 112-114, 1989

SEIDL O: Der AIDS-Kranke und seine Betreuer. In: KLUßMANN R; GÖBEL FD (eds): Zur Klinik und Praxis der AIDS-Krankheit (32-42). Berlin: Springer, 1989

SENATOR FÜR GESUNDHEIT UND SOZIALES (ed): AIDS geht jeden an: Ergebnisse der Internationalen AIDS-Tagung im November 1986 in Berlin. Berlin: Kulturbuch-Verlag, 1987

SENSKY T; CATALAN J: Asking patients about their treatment. *British Medical Journal* (305): 1109-1110, 1992

SIGUSCH V (ed): AIDS: Ergebnisse des Kongresses für klinische Psychologie und Psychotherapie in Berlin 1988. Tübingen: Tübinger Reihe 9, 1988.

ULIAN P: AIDS. Das Arzt-Patienten-Verhältnis nicht kriminalisieren. Lesermeinung zu "Ärztliche Schweigepflicht und HIV-Infektionen". *Fortschr Med* **108**(33): 28-34, 1990

USHERWOOD T: Subjective and behavioural evaluation of the teaching of patient interview skills. *Medical Education* (27), 41-47, 1993

VAGT R: AIDS-Fortbildung für Krankenpflegepersonal. Hamburg: AIDS Beratungsstelle der Behörde für Arbeit, Gesundheit und Soziales, 1988

VALDISERRI R; TAMA G; HO M: A survey of AIDS patients regarding their experiences of physicians. *Journal of Medical Education* **63**(9): 726-728, 1988

VOGES B: Psychosoziale Aspekte bei AIDS. In: STEIGLEDER GK (ed): AIDS. Neuere Erkenntnisse. Bericht 1/1985. Berlin: Grosse, 1985

WAITZKIN H; BRITT T: Changing the structure of medical discourse: implications of cross-national comparisons. *Journal of Health and Social Behaviour* (30): 436-449, o.J.

WALDVOGEL B; SEIDL O: Probleme und Belastungen von Ärzten bei der Behandlung von AIDS-Patienten. *AIDS-Forschung* (7): 353-368, 1991

WALDVOGEL B; SEIDL O; ERMANN M: Belastungen und Beziehungsprobleme von Ärzten und Pflegekräften bei der Betreuung von AIDS-Patienten. *Psychother Psychosom Med Psychol* **41**(9-10), 1991

WEINBERGER S: Klientenzentrierte Gesprächsführung. Edition sozial. Weinheim: Beltz-Verlag, 1988

WESTBERG J: Gaining physician support for effective patient education. *Patient Education and Counseling* (8): 407-414, 1986

WINEFIELD HR; MURRELL TG: Speech patterns and satisfaction in diagnostic and prescriptive stages of general practice consultations. *British Journal of Medical Psychology* **65**(2): 103-115, 1991

ZENTRALSTELLE FÜR PSYCHOLOGISCHE INFORMATION UND DOKUMENTATION (ZPID) (ed): AIDS: Eine Spezialbibliographie deutschsprachiger psychologischer Literatur. Trier: ZPID, Universität Trier, 1990

ZENZ H; MANOK G (eds): AIDS-Handbuch für die psychosoziale Praxis. Bern: Huber-Verlag, 1989.

12 Adressen

Folgende Adressen sollen Ärzten eine Hilfe bieten, um für weiterführende Fragen - bezüglich der psychosozialen Aspekte der HIV-Erkrankung - kompetente Ansprechpartner zu finden. In jeden Fall ist es sinnvoll, mit der jeweiligen nächsten *AIDS-Hilfe* Kontakt aufzunehmen. Insgesamt gibt es in Deutschland 130 regionale *AIDS-Hilfe*n.

Bundesministerium für Gesundheit
Am Propsthof 78a
53121 Bonn
Tel. 0228 / 941 - 0

AIDS-Zentrum im Bundesgesundheitsamt
Reichpietschufer 74 - 76
10785 Berlin
Tel. 030 / 25 00 94 - 0

Bundeszentrale für gesundheitliche Aufklärung
Ostmerheimer Str. 200
51109 Köln
Tel. 0221 / 89 92 - 0

Nationale AIDS-Stiftung
Adenauerallee 58
53113 Bonn
Tel. 0228 / 21 40 98

Adressen

Deutsche AIDS-Hilfe e.V.
Dieffenbachstr. 33
10967 Berlin
Tel. 030 / 69 00 87 - 0

Deutsche AIDS-Stiftung "Positiv leben"
Pipinstr. 7
50667 Köln
Tel. 0221 / 25 10 61

WIAD - Wissenschaftliches Institut der Ärzte Deutschlands e.V.
Godesberger Allee 54
53175 Bonn
Tel. 0228 / 35 61 32

DAGNÄ - Deutsche Arbeitsgemeinschaft niedergelassener Ärzte in der Versorgung HIV-Infizierter e.V.
Blondelstr. 9
52062 Aachen
Tel. 0241 / 47097 - 0

13 Anhang

13.1 Abbildungen der Ergebnisse der Ärztebefragung

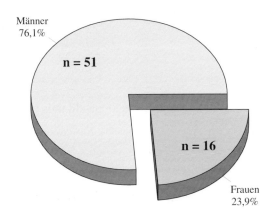

Abb. 1

Altersverteilung

Parameter	Jahre
Mittelwert	43,7
Std. Abweichung	11,3
Median	40
Minimum	28
Maximum	77

Abb. 2

Medizinische Erfahrung

Parameter	Jahre
Mittelwert	14,8
Std. Abweichung	11,7
Median	13
Minimum	1
Maximum	51

Abb. 3

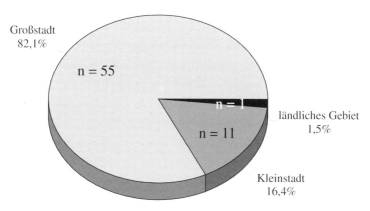

Abb. 4

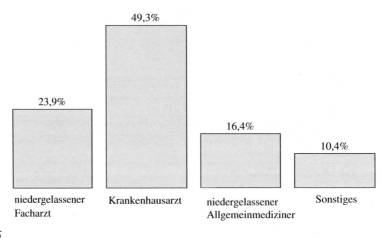

Abb. 5

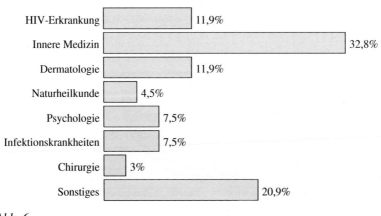

Abb. 6

Abbildungen der Ergebnisse der Ärztebefragung

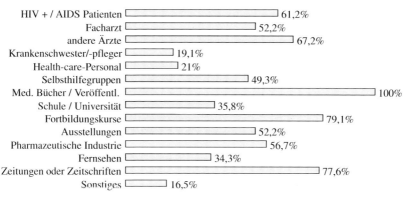

Abb. 7

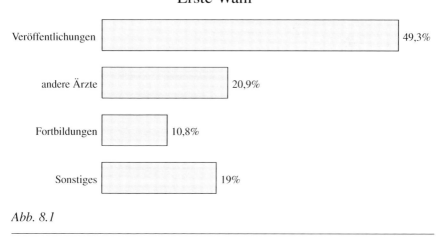

Abb. 8.1

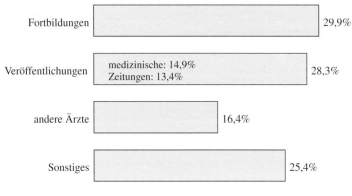

Abb. 8.2

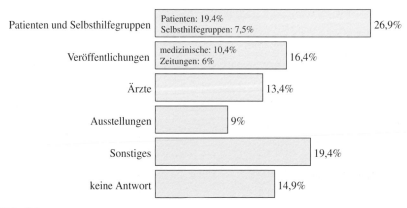

Abb. 8.3

Abbildungen der Ergebnisse der Ärztebefragung

Welche Personen werden als Informationsquelle bevorzugt?

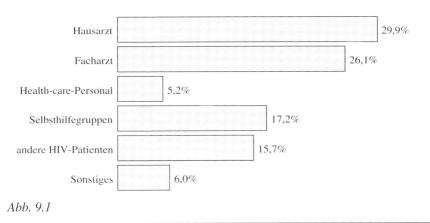

Abb. 9.1

Wer hört HIV-Positiven am ehesten zu?

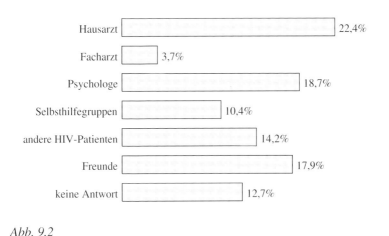

Abb. 9.2

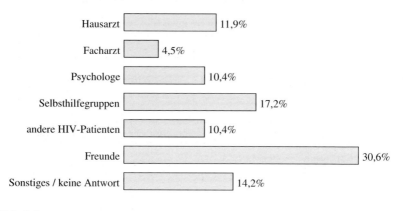

Abb. 9.3

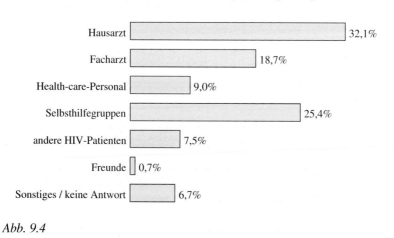

Abb. 9.4

Abbildungen der Ergebnisse der Ärztebefragung

Wie bewerten Ärzte die verschiedenen Aspekte der Behandlung?

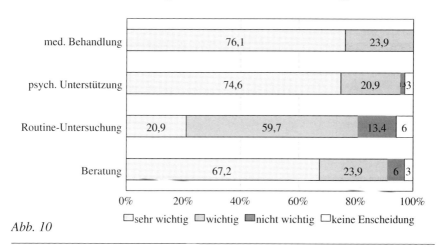

Abb. 10

Einschätzung der Ärzte, wie Patienten die verschiedenen Aspekte der Behandlung bewerten

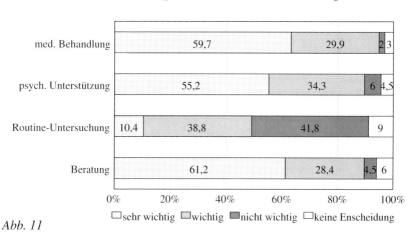

Abb. 11

Anzahl der vom Arzt behandelten Patienten

Patienten-gruppe	Mittelwert	Median	Maximum	Minimum
AIDS-Patienten	29,5	4	265	0
HIV-positive Patienten	43,1	8,5	400	0
Patienten aus Risikogruppen	27,2	10	180	0

Abb. 12

Änderung der Umgangsweisen mit den Patienten

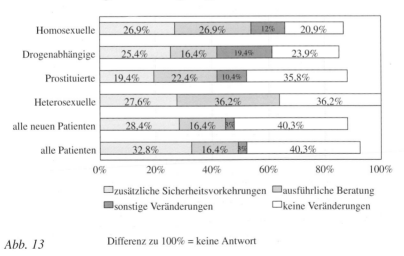

Abb. 13   Differenz zu 100% = keine Antwort

Abbildungen der Ergebnisse der Ärztebefragung

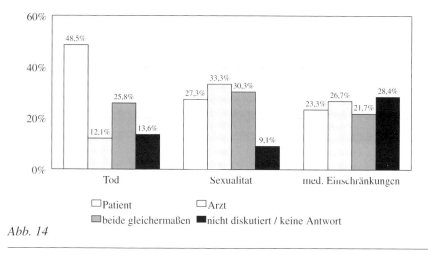

Abb. 14

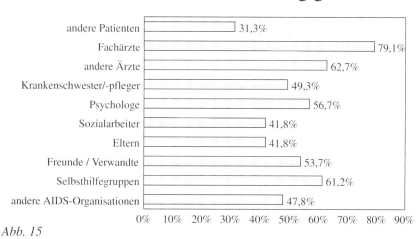

Abb. 15

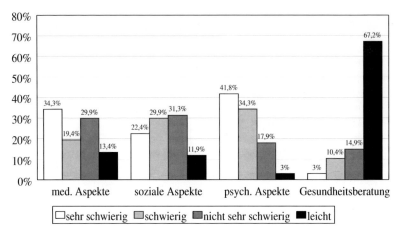

Abb. 16

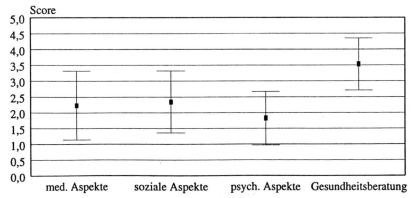

Abb. 16.1

Abbildungen der Ergebnisse der Ärztebefragung

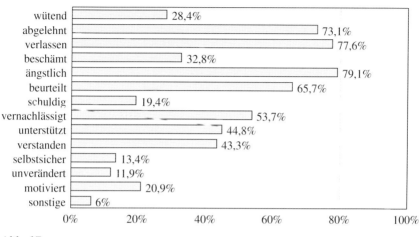

Abb. 17

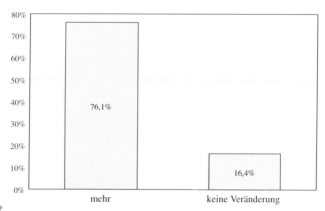

Abb. 18

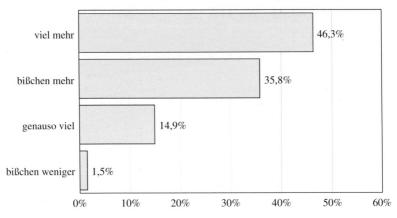

Abb. 19

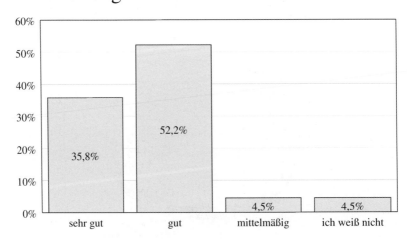

Abb. 20

Sollte der Partner des Patienten über dessen Erkrankung informiert werden?

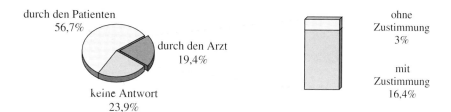

durch den Patienten 56,7%
durch den Arzt 19,4%
keine Antwort 23,9%
ohne Zustimmung 3%
mit Zustimmung 16,4%

Abb. 21

Helfen Ärzte den Patienten, mit ihren Gefühlen umzugehen?

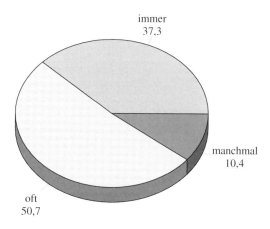

immer 37,3
manchmal 10,4
oft 50,7

Abb. 22

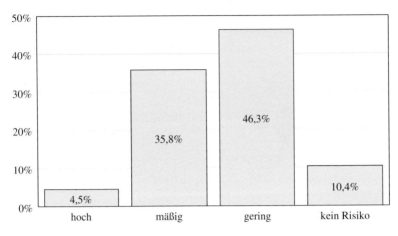

Abb. 23

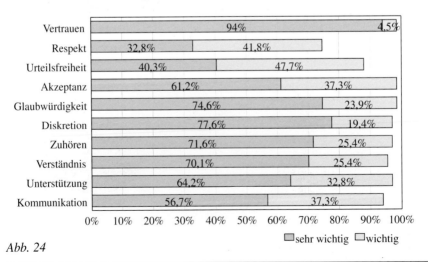

Abb. 24

Abbildungen der Ergebnisse der Ärztebefragung

Werte für ein gutes Arzt-Patienten-Verhältnis
Erste Wahl

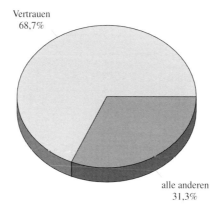

Abb. 25.1

Werte für ein gutes Arzt-Patienten-Verhältnis
Zweite Wahl

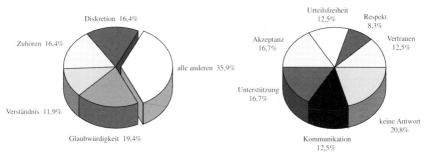

Abb. 25.2

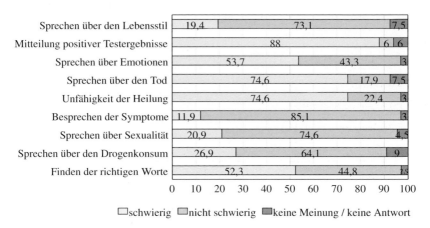

Abb. 26

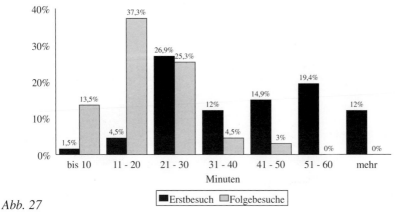

Abb. 27

Konsultationsdauer
Dauer [Minuten]

Parameter	Erstbesuch	Folgebesuche
Mittelwert	47	21
Std. Abweichung	23	10
Minimum	10	5
Maximum	120	45
Median	45	20

Abb. 27.1

In welchem Bereich wäre eine Fortbildung wünschenswert?

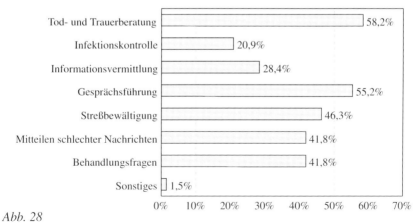

Abb. 28

Bevorzugte Art der Fortbildung

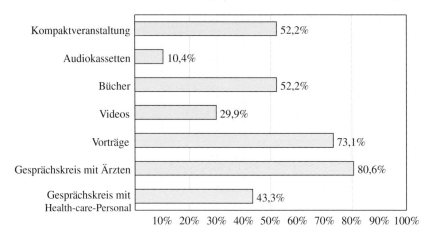

Abb. 29

Wieviel Zeit würden Ärzte für eine Fortbildung investieren?

[Std. / Monat]

Parameter	Value
Mean	6,27
Std. Abweichung	7,04
Minimum	0
Maximum	48
Median	4

Abb. 30

13.2 Abbildungen der Ergebnisse der Patientenbefragung

Geschlechterverteilung

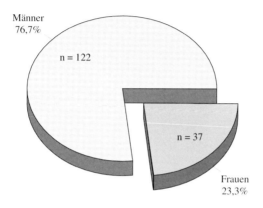

Abb. 31

Altersverteilung

Parameter	Jahre
Mittelwert	36,2
Std. Abweichung	6,9
Median	35,5
Minimum	24
Maximum	58

Abb. 32

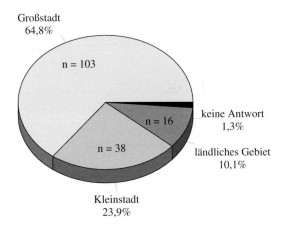

Abb. 33

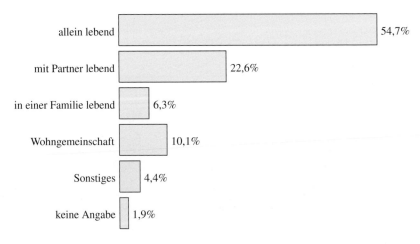

Abb. 34

Abbildungen der Ergebnisse der Patientenbefragung

Anzahl der Schul- und Ausbildungsjahre

Parameter	Jahre
Mittelwert	11,7
Std. Abweichung	3,2
Median	11
Minimum	7
Maximum	22

Abb. 35

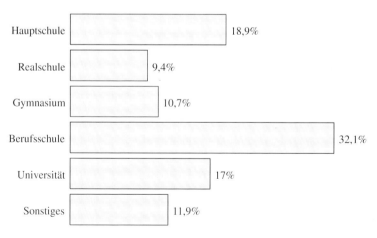

Abb. 36

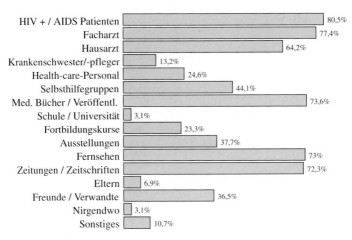

Abb. 37

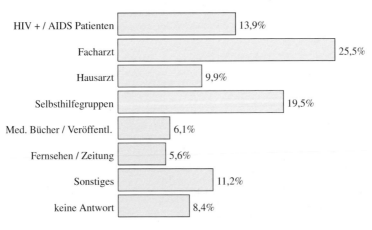

Abb. 38

Abbildungen der Ergebnisse der Patientenbefragung

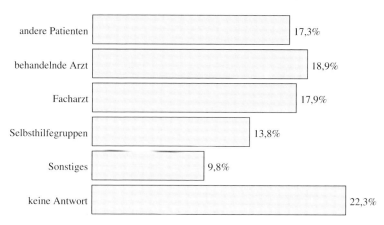

Abb. 39.1

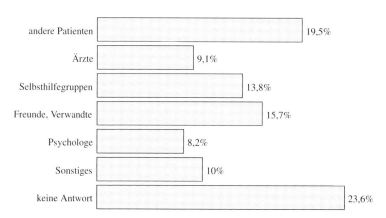

Abb. 39.2

Wer gibt am ehesten emotionale Unterstützung?

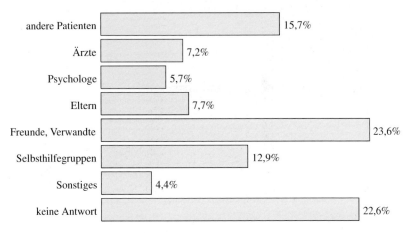

Abb. 39.3

Wer ist für eine Beratung am geeignetsten?

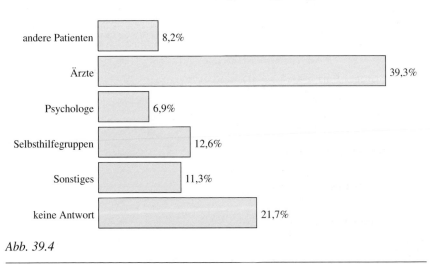

Abb. 39.4

Abbildungen der Ergebnisse der Patientenbefragung

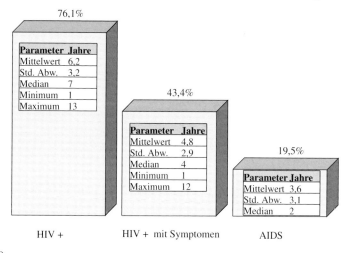

Abb. 40

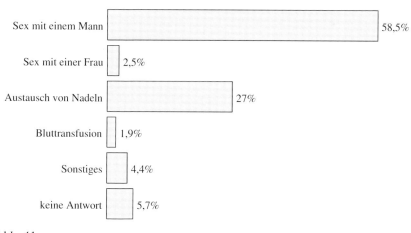

Abb. 41

Wer informiert HIV-Positive über ihre Infizierung bzw. AIDS-Erkrankung?

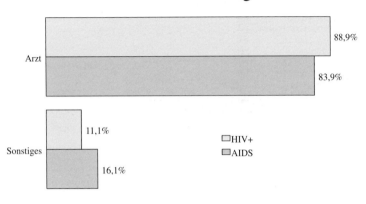

Abb. 42

Wie beurteilen HIV-Positive die Häufigkeit ihrer Arztbesuche?

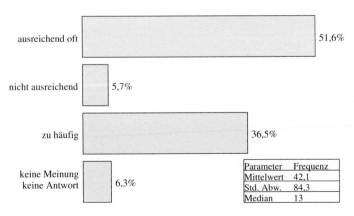

Abb. 43

Abbildungen der Ergebnisse der Patientenbefragung

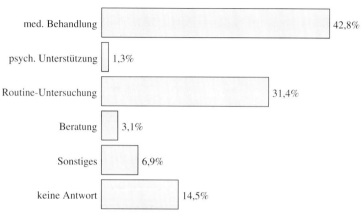

Abb. 44

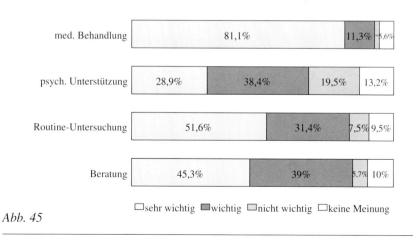

Abb. 45

Einschätzung der Patienten, wie Ärzte die verschiedenen Aspekte der Behandlung bewerten

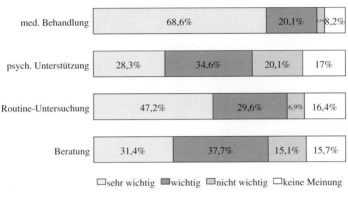

Abb. 46

Gefühlszustände der Patienten

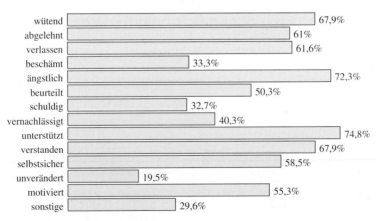

Abb. 47

Abbildungen der Ergebnisse der Patientenbefragung

Mit wem sprechen HIV-Positive über ihre Gefühle?

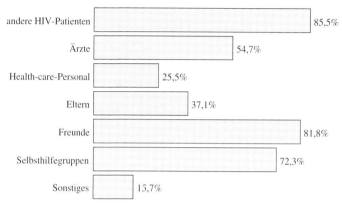

Abb. 48

Wie beurteilen Patienten ihr Verhältnis zum Arzt?

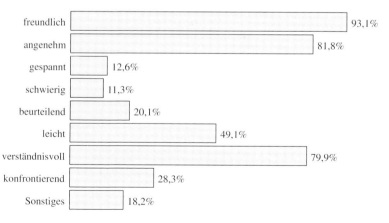

Abb. 49

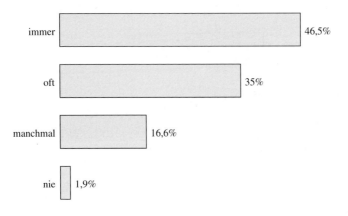

Abb. 50

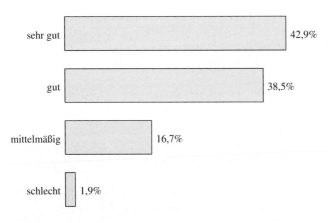

Abb. 51

Abbildungen der Ergebnisse der Patientenbefragung

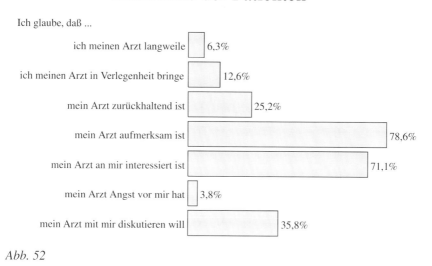

Abb. 52

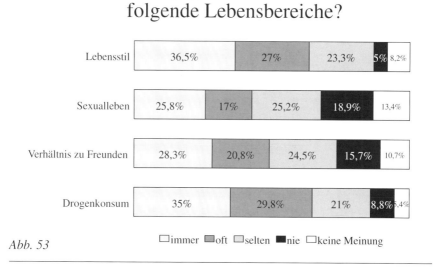

Abb. 53

Wer ergreift bei bestimmten Gesprächsthemen die Initiative?

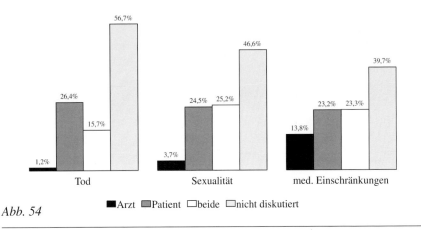

Abb. 54

Wieviel investieren Ärzte in das Arzt-Patienten-Verhältnis?

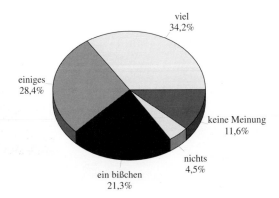

Abb. 55

Abbildungen der Ergebnisse der Patientenbefragung

Einschätzung der Interessen der Ärzte

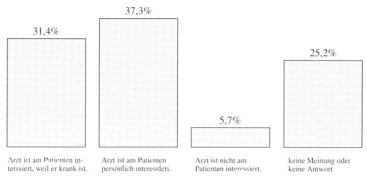

Abb. 56

Verlust der Kontrolle über die Gefühle und die Reaktion des Arztes

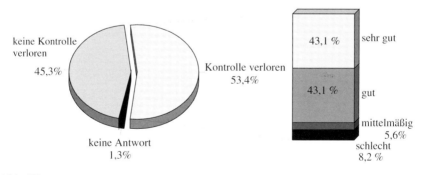

Abb. 57

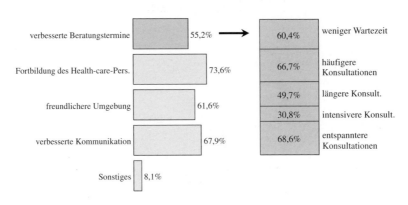

Abb. 58

Werte für ein gutes Arzt-Patienten-Verhältnis

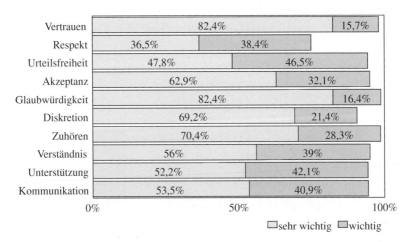

Abb. 59

Finden Ärzte die richtigen Worte für die Gefühle der Patienten?

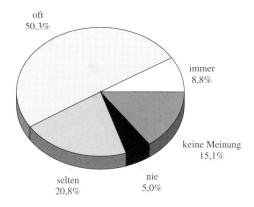

Abb. 60

Verstehen Patienten die Fachsprache des Arztes?

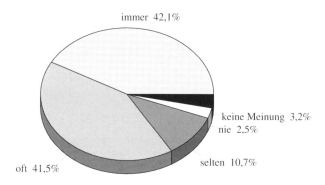

Abb. 61

Wenden Ärzte genug Zeit für ihre Patienten auf?

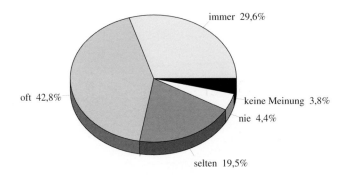

immer 29,6%
oft 42,8%
keine Meinung 3,8%
nie 4,4%
selten 19,5%

Abb. 62

Konsultationsdauer
Dauer [Minuten]

Parameter	Erstbesuch	Folgebesuche
Mittelwert	44	25
Std. Abweichung	3,5	1,5
Minimum	3	2
Maximum	300	120
Median	30	20

Abb. 63

13.3 Abbildungen der Ergebnisse des Vergleichs der Ärzte- und Patientenbefragung

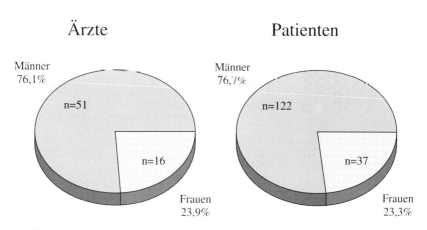

Abb. 64

Altersverteilung

Parameter	Arzt [Jahre]	Patient [Jahre]
Mittelwert	43,7	36,3
Std. Abweichung	11,3	7,5
Median	40	35,5
Maximum	77	79
Minimum	28	24

Abb. 65

Geschlechter-, Alters- und Wohnortverteilung

		Ärzte (n=67)	Patienten (n=159)
Geschlecht	Männer	51 (76,1 %)	122 (76,1 %)
	Frauen	16 (23,9 %)	37 (23,3 %)
Alter	Minimum	28	24
	Maximum	77	58
	Median	40	35,5
Wohnort	Großstadt	55 (82,1 %)	103 (64,8 %)
	Kleinstadt	11 (16,4 %)	38 (23,9 %)
	ländliches Gebiet	1 (1,5 %)	16 (1,3 %)

Abb. 66

Abbildungen der Ergebnisse des Vergleichs

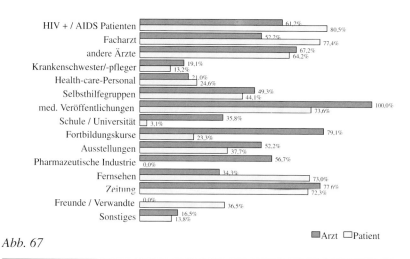

Abb. 67

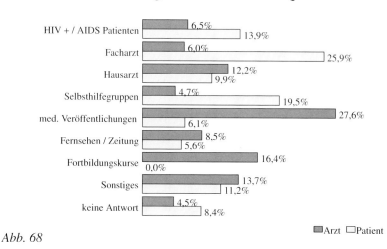

Abb. 68

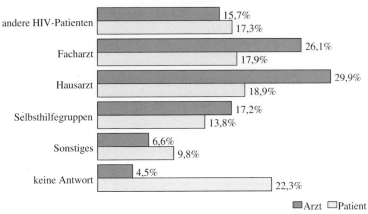

Abb. 69.1

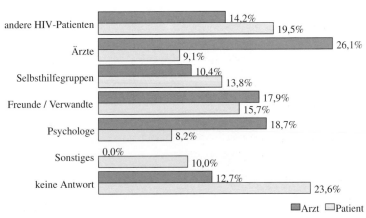

Abb. 69.2

Wer gibt am ehesten emotionale Unterstützung?

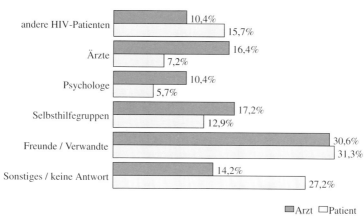

Abb. 69.3

Wer ist für eine Beratung am geeignetsten?

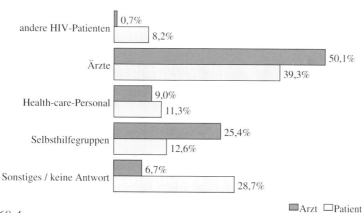

Abb. 69.4

Bewertung verschiedener Aspekte der Behandlung
Einschätzung "sehr wichtig" und "wichtig"

	Arzt	Patient
med. Behandlung	100 %	92,4 %
psych. Unterstützung	95,5 %	67,3 %
Routine-Untersuchung	80,6 %	83,0 %
Beratung	91,1 %	84,3 %

Abb. 70

Wer ergreift die Gesprächsinitiative zum Thema "Tod"?

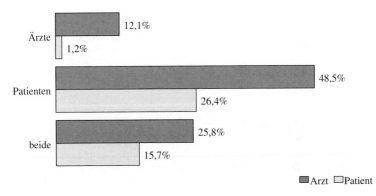

Abb. 71.1

Abbildungen der Ergebnisse des Vergleichs

Wer ergreift die Gesprächsinitiative zum Thema "Sexualität"?

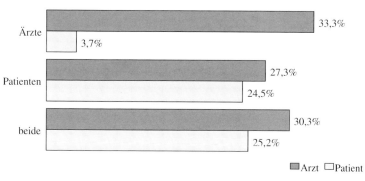

Abb. 71.2

Wer ergreift die Gesprächsinitiative zum Thema "medizinische Einschränkungen"?

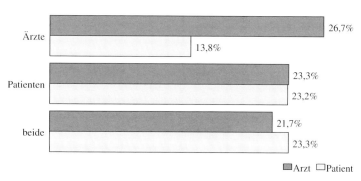

Abb. 71.3

Gefühlszustände der Patienten

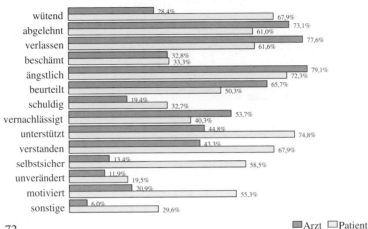

Abb. 72

Werte für ein gutes Arzt-Patienten-Verhältnis
Einschätzung "sehr wichtig"

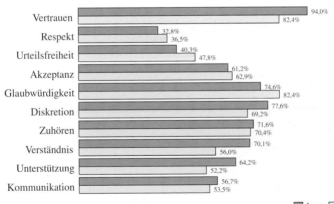

Abb. 73.1

Abbildungen der Ergebnisse des Vergleichs

Werte für ein gutes Arzt-Patienten-Verhältnis
Einschätzung "wichtig"

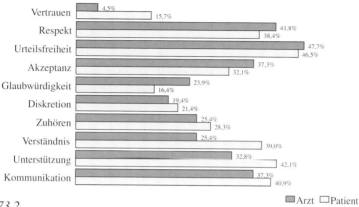

Abb. 73.2

Werte für ein gutes Arzt-Patienten-Verhältnis
Einschätzung "nicht so wichtig"

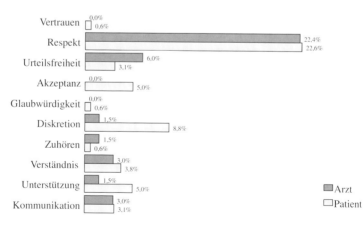

Abb. 73.3

Konsultationsdauer
Dauer des Erstbesuchs [Minuten]

Parameter	Arzt	Patient
Mittelwert	47	44
Std. Abweichung	23	42
Minimum	10	3
Maximum	120	300

Abb. 74

Konsultationsdauer
Dauer der Folgebesuche [Minuten]

Parameter	Arzt	Patient
Mittelwert	21	25
Std. Abweichung	10	18
Minimum	5	2
Maximum	45	120

Abb. 75

13.4 Arztfragebogen

Das folgende Anschreiben und der Fragebogen, die die Ärzte erhalten haben, sind von der Originalgröße (DinA 4) für diese Monographie reduziert worden.

UNIVERSITÄT ZU KÖLN
Erziehungswissenschaftliche Fakultät
Forschungsstelle für Gesundheitserziehung
Prof. Dr. Klaus Klein

50931 Köln
Gronewaldstraße 2
Telefon: 0221/470-4652
Fax: 0221/470-5174

Sehr geehrte Damen und Herren,

im Rahmen eines EG-Projektes entwickelt die *Forschungsstelle für Gesundheitserziehung* der Universität zu Köln in Zusammenarbeit mit anderen EG-Ländern Informationsmaterial und Schulungen für Mitglieder des Gesundheitswesens, die mit HIV-positiven bzw. AIDS-kranken Personen arbeiten.

Das Projekt wird in sechs Ländern (Deutschland, Belgien, Großbritannien, Griechenland, Spanien, Niederlande) durchgeführt, und wir würden uns über Ihre Unterstützung und Ihren Rat als Mitarbeiter des Gesundheitswesens in Deutschland freuen.

Ziel des Projektes ist es, den Bedürfnissen der Ärzte, des medizinischen Personals und der Klienten zu begegnen und die Kommunikation über den schwierigen Themenkomplex, der mit AIDS und HIV in Verbindung steht, zu erleichtern. Ein Schulungsangebot soll im nächsten Jahr entwickelt werden.

Ihre Teilnahme wird uns helfen, die Bedürfnisse der Mitarbeiter medizinischer Einrichtungen zu verstehen.
Der Fragebogen ist selbstverständlich anonym, und Ihre Informationen werden vertraulich behandelt.

Ebenfalls ist es für uns natürlich wichtig, die Meinungen und Interessen Ihrer Klienten zu erfahren, und deshalb bitten wir Sie um Ihre Hilfe bei der Weiterleitung der beigefügten Patientenfragebögen. Die Bögen sollen von HIV-positiven und AIDS-erkrankten Personen ausgefüllt werden.
Da die Fragebögen vertraulich behandelt werden müssen, liegen ihnen adressierte und frankierte Rückumschläge bei.

Für weitere Fragen oder Informationen stehen wir Ihnen jederzeit gern zur Verfügung.

Wir bedanken uns für Ihre freundliche Mitarbeit.

gez. Prof. Dr. Klaus Klein

Bitte beantworten Sie folgende Fragen so gut Sie können.
Der Fragebogen ist selbstverständlich anonym, und Ihre Informationen werden vertraulich behandelt. Bitte beantworten Sie die Fragen spontan und so ehrlich wie möglich.

Für weitere Fragen stehen wir Ihnen gern zur Verfügung.
Bitte wenden Sie sich an: *Universität zu Köln*
Forschungsstelle für Gesundheitserziehung
0221 / 470 - 4652

0. In welcher Umgebung leben Sie?

❏ Großstadt ❏ Kleinstadt ❏ ländliches Gebiet

1. Geburtsjahr

19 __ __

2. Geschlecht

❏ männlich
❏ weiblich

3. Nationalität _____

4. Dauer der medizinischen Erfahrung als Arzt in Jahren: _____ Jahre

5. Arbeitsgebiete der gegenwärtigen beruflichen Tätigkeit
(Mehrfachnennungen sind möglich.)

❏ Facharzt _____ %
❏ Allgemeinmediziner _____ %
❏ Arzt im Krankenhaus _____ %
❏ Sonstige _____ %
(bitte ausführen) _____

6. Gebiet der Spezialisierung *(bitte genau ausführen)*

_____

Arztfragebogen

7. **Informieren Sie sich über HIV und AIDS bei einer der folgenden Personen/Institutionen?**
   (Bitte kreuzen Sie bei jeder Möglichkeit das Zutreffende an.)

   Ja   Nein

   ☐   ☐   HIV-positive Personen und/oder AIDS-Patienten
   ☐   ☐   Facharzt
   ☐   ☐   Andere Ärzte
   ☐   ☐   Krankenschwester/-pfleger
   ☐   ☐   Andere Personen aus dem Gesundheitswesen
           (bitte ausführen) _____
   ☐   ☐   Selbsthilfegruppen/Caritative Einrichtungen
           (bitte ausführen) _____
   ☐   ☐   Medizinische Bücher und/oder Veröffentlichungen
   ☐   ☐   Schule/Universität
   ☐   ☐   Fortbildungskurse
   ☐   ☐   Ausstellungen und/oder besondere Veranstaltungen
   ☐   ☐   Pharmazeutische Industrie
   ☐   ☐   Fernsehen
   ☐   ☐   Zeitschriften oder Zeitungen
   ☐   ☐   Sonstige Informationsquellen (bitte ausführen):
           _____

8. **Welche drei Informationsquellen der oben aufgeführten Liste sind am wichtigsten?**
   (Tragen Sie bitte die wichtigste Quelle an erster Stelle ein usw.)

   1. _____
   2. _____
   3. _____

9. **Welche zwei der folgenden Personen/Institutionen sind Ihrer Meinung nach am geeignetsten darin ...**

Personen/Institutionen	1. Informationen zu geben *(Bitte wählen Sie zwei Pers./Institutionen.)*	2. Zuzuhören *(Bitte wählen Sie zwei Pers./Institutionen.)*	3. Emotionale Unterstützung zu geben *(Bitte wählen Sie zwei Pers./Institutionen.)*	4. Zu beraten *(Bitte wählen Sie zwei Pers./Institutionen.)*
Andere HIV-positive Personen/AIDS-Patienten	❏	❏	❏	❏
Der behandelnde Arzt	❏	❏	❏	❏
Facharzt	❏	❏	❏	❏
Krankenschwester/-pfleger	❏	❏	❏	❏
Psychologe/Berater	❏	❏	❏	❏
Sozialarbeiter	❏	❏	❏	❏
Eltern	❏	❏	❏	❏
Freunde und Verwandte	❏	❏	❏	❏
Selbsthilfegruppen	❏	❏	❏	❏
Caritative Einrichtungen	❏	❏	❏	❏

Sonstige (bitte ausführen): _____

10. **Wie wichtig sind folgende Elemente bei der Behandlung einer HIV-positiven Person bzw. eines AIDS-Patienten?**
    (Bitte kreuzen Sie jeweils das am ehesten Zutreffende an.)

	Sehr wichtig	Wichtig	Nicht so wichtig	Ich weiß nicht
Medizinische Behandlung	❏	❏	❏	❏
Psychologische Unterstützung	❏	❏	❏	❏
Routine-Untersuchung/Check-up	❏	❏	❏	❏
Beratung	❏	❏	❏	❏

11. **Wie würden Ihrer Meinung nach Ihre HIV/AIDS-Patienten die folgenden Punkte gewichten?** *(Bitte kreuzen Sie jeweils das am ehesten Zutreffende an.)*

	Sehr wichtig	Wichtig	Nicht so wichtig	Ich weiß nicht
Medizinische Behandlung	❏	❏	❏	❏
Psychologische Unterstützung	❏	❏	❏	❏
Routine-Untersuchung/Check-up	❏	❏	❏	❏
Beratung	❏	❏	❏	❏

12. **Behandeln Sie die folgenden Patientengruppen?**
    (Bitte kreuzen Sie bei jeder Möglichkeit das Zutreffende an.)

Ja	Nein		
❏	❏	AIDS-Patienten	Wenn ja, wie viele etwa? _____
❏	❏	HIV-positive Patienten	Wenn ja, wie viele etwa? _____
❏	❏	Personen aus Risikogruppen	Wenn ja, wie viele etwa? _____

13. **Hat sich, seit Bekanntwerden der Krankheit AIDS, die Art und Weise geändert, wie Sie an die folgenden Patienten herangehen?**

    Homosexuelle

    ❏ Ja, ich treffe zusätzliche Sicherheitsvorkehrungen um Infektionen zu verhindern.
    ❏ Ja, ich gebe ausführliche (Gesundheits-)Beratungen.
    ❏ Sonstige Veränderungen (bitte ausführen) _____
    ❏ Nein

    Drogenabhängige

    ❏ Ja, ich treffe zusätzliche Sicherheitsvorkehrungen um Infektionen zu verhindern.
    ❏ Ja, ich gebe ausführliche (Gesundheits-)Beratungen.
    ❏ Sonstige Veränderungen (bitte ausführen) _____
    ❏ Nein

    Prostituierte

    ❏ Ja, ich treffe zusätzliche Sicherheitsvorkehrungen um Infektionen zu verhindern.
    ❏ Ja, ich gebe ausführliche (Gesundheits-)Beratungen.
    ❏ Sonstige Veränderungen (bitte ausführen) _____
    ❏ Nein

    Heterosexuelle

    ❏ Ja, ich treffe zusätzliche Sicherheitsvorkehrungen um Infektionen zu verhindern.
    ❏ Ja, ich gebe ausführliche (Gesundheits-)Beratungen.
    ❏ Sonstige Veränderungen (bitte ausführen) _____
    ❏ Nein

    Alle neuen Patienten

    ❏ Ja, ich treffe zusätzliche Sicherheitsvorkehrungen um Infektionen zu verhindern.
    ❏ Ja, ich gebe ausführliche (Gesundheits-)Beratungen.
    ❏ Sonstige Veränderungen (bitte ausführen) _____
    ❏ Nein

    Alle Patienten

    ❏ Ja, ich treffe zusätzliche Sicherheitsvorkehrungen um Infektionen zu verhindern.
    ❏ Ja, ich gebe ausführliche (Gesundheits-)Beratungen.
    ❏ Sonstige Veränderungen (bitte ausführen) _____

    ❏ Nein

14. **Wer von Ihnen, Sie oder Ihr HIV/AIDS-Patient, gibt bei einem Gespräch den Anstoß zu folgenden Themen?**

    Tod

    ❑ Immer der Patient
    ❑ Meistens der Patient
    ❑ Beide gleichermaßen

    ❑ Meistens ich
    ❑ Immer ich
    ❑ Bisher nicht diskutiert

    Sex

    ❑ Immer der Patient
    ❑ Meistens der Patient
    ❑ Beide gleichermaßen

    ❑ Meistens ich
    ❑ Immer ich
    ❑ Bisher nicht diskutiert

    Einschränkungen der medizinischen Versorgung

    ❑ Immer der Patient
    ❑ Meistens der Patient
    ❑ Beide gleichermaßen

    ❑ Meistens ich
    ❑ Immer ich
    ❑ Bisher nicht diskutiert

15. **Haben Sie eine der folgenden Personen um Unterstützung beim Umgang mit HIV/AIDS-Patienten gebeten?**
    (Bitte kreuzen Sie bei jeder Möglichkeit das Zutreffende an.)

Ja	Nein	
❑	❑	Andere HIV-positive Personen oder AIDS-Patienten
❑	❑	Fachärzte
❑	❑	Andere Ärzte
❑	❑	Krankenschwester/-pfleger
❑	❑	Psychologen/Berater
❑	❑	Sozialarbeiter
❑	❑	Eltern
❑	❑	Freunde und Verwandte
❑	❑	Selbsthilfegruppen
❑	❑	Andere AIDS-Hilfe-Organisationen
❑	❑	Sonstige (bitte ausführen) _____

16. **Bitte ordnen Sie die folgenden Aspekte bei der Behandlung von HIV/AIDS-Patienten bezüglich ihres Schwierigkeitsgrades.**
    (1 für den schwierigsten Behandlungsaspekt, 4 für den am wenigsten schwierigen.)

    ____ Medizinische Aspekte der Behandlung
    ____ Soziale Aspekte
    ____ Psychologische Aspekte
    ____ Gesundheitsberatung

17. **Fühlen sich Personen mit HIV/AIDS Ihrer Meinung nach folgendermaßen?**
    (Bitte kreuzen Sie bei jeder Möglichkeit das Zutreffende an.)

Ja	Nein	
❏	❏	Wütend
❏	❏	Abgelehnt, zurückgewiesen
❏	❏	Verlassen, einsam
❏	❏	Beschämt
❏	❏	Ängstlich
❏	❏	Beurteilt, bewertet
❏	❏	Schuldig
❏	❏	Vernachlässigt
❏	❏	Unterstützt
❏	❏	Verstanden
❏	❏	Selbstsicher
❏	❏	Unverändert
❏	❏	Motiviert, entschlußfreudig
❏	❏	Sonstige Gefühle (bitte ausführen) _____

18. **Wie viel investieren Sie in Ihr Verhältnis zu Patienten mit HIV/AIDS verglichen mit anderen Patienten?**

    ❏ Viel mehr   ❏ Ein bißchen weniger
    ❏ Ein bißchen mehr ❏ Viel weniger
    ❏ Genauso viel   ❏ Ich weiß nicht

Arztfragebogen

19. **Glauben Sie, daß HIV-positive Personen und AIDS-Patienten mehr Verständnis erwarten als andere Patienten?**

    ❏ Viel mehr
    ❏ Ein bißchen mehr
    ❏ Genauso viel
    ❏ Ein bißchen weniger
    ❏ Viel weniger
    ❏ Ich weiß nicht

20. **Wie würden Sie Ihr Verhältnis zu HIV-positiven Personen und AIDS-Patienten beschreiben?**

    ❏ Sehr gut   ❏ Gut   ❏ Mittelmäßig   ❏ Schlecht   ❏ Ich weiß nicht

21. **Sind Sie der Meinung, daß der Partner eines HIV/AIDS-Patienten über dessen Erkrankung informiert werden sollte?**

    ❏ Nein.
    ❏ Ja, durch den Arzt mit Zustimmung des Patienten.
    ❏ Ja, durch den Arzt ohne Zustimmung des Patienten.
    ❏ Ja, vom Patienten selbst.

22. **Denken Sie, daß es die Aufgabe des Arztes ist, HIV-positiven Personen und AIDS-Patienten zu helfen, mit ihren Gefühlen umzugehen?**

    ❏ Immer   ❏ Oft   ❏ Manchmal   ❏ Selten   ❏ Nie

23. **Wie groß ist das Infektionsrisiko für einen Arzt Ihres Fachgebietes, der mit HIV/AIDS-Patienten arbeitet?**

    ❏ Hohes Risiko
    ❏ Mäßiges Risiko
    ❏ Geringes Risiko
    ❏ Kein Risiko
    ❏ Ich weiß nicht

24. Für wie wichtig erachten Sie folgende Werte, um ein gutes Verhältnis zu Ihren HIV/AIDS-Patienten zu bekommen?

Vertrauen
❏ Sehr wichtig ❏ Wichtig ❏ Nicht so wichtig ❏ Keine Meinung

Respekt
❏ Sehr wichtig ❏ Wichtig ❏ Nicht so wichtig ❏ Keine Meinung

Urteilsfreiheit
❏ Sehr wichtig ❏ Wichtig ❏ Nicht so wichtig ❏ Keine Meinung

Akzeptanz
❏ Sehr wichtig ❏ Wichtig ❏ Nicht so wichtig ❏ Keine Meinung

Glaubwürdigkeit
❏ Sehr wichtig ❏ Wichtig ❏ Nicht so wichtig ❏ Keine Meinung

Diskretion
❏ Sehr wichtig ❏ Wichtig ❏ Nicht so wichtig ❏ Keine Meinung

Zuhören
❏ Sehr wichtig ❏ Wichtig ❏ Nicht so wichtig ❏ Keine Meinung

Verständnis
❏ Sehr wichtig ❏ Wichtig ❏ Nicht so wichtig ❏ Keine Meinung

Unterstützung
❏ Sehr wichtig ❏ Wichtig ❏ Nicht so wichtig ❏ Keine Meinung

Kommunikation
❏ Sehr wichtig ❏ Wichtig ❏ Nicht so wichtig ❏ Keine Meinung

Arztfragebogen

25. **Welche drei Begriffe aus Frage 24) sind Ihrer Meinung nach die wichtigsten, um ein gutes Verhältnis zwischen Ihnen und Ihren HIV/AIDS-Patienten zu schaffen?**
    (Bitte beginnen Sie mit dem Begriff, der den höchsten Stellenwert hat.)

    1. _____
    2. _____
    3. _____

26. **Wie schwierig empfinden Sie jede der folgenden Situationen im Umgang mit HIV/AIDS-Patienten?**

    Sprechen über den Lebensstil (Beratung vor dem AIDS-Test)
    ❏ Sehr schwierig ❏ Schwierig ❏ Nicht schwierig ❏ Ich weiß nicht

    Mitteilung eines positiven Testergebnisses
    ❏ Sehr schwierig ❏ Schwierig ❏ Nicht schwierig ❏ Ich weiß nicht

    Sprechen über die Gefühle und Emotionen des Patienten
    ❏ Sehr schwierig ❏ Schwierig ❏ Nicht schwierig ❏ Ich weiß nicht

    Sprechen über den Tod
    ❏ Sehr schwierig ❏ Schwierig ❏ Nicht schwierig ❏ Ich weiß nicht

    Nicht in der Lage zu sein, Heilung zu ermöglichen
    ❏ Sehr schwierig ❏ Schwierig ❏ Nicht schwierig ❏ Ich weiß nicht

    Besprechen der Krankheitssymptome
    ❏ Sehr schwierig ❏ Schwierig ❏ Nicht schwierig ❏ Ich weiß nicht

    Sprechen über das Sexualverhalten
    ❏ Sehr schwierig ❏ Schwierig ❏ Nicht schwierig ❏ Ich weiß nicht

Sprechen über den Drogenkonsum
❏ Sehr schwierig ❏ Schwierig ❏ Nicht schwierig ❏ Ich weiß nicht

Finden der "richtigen Worte"
❏ Sehr schwierig ❏ Schwierig ❏ Nicht schwierig ❏ Ich weiß nicht

27. **Wieviel Zeit verbringen Sie mit einem HIV/AIDS-Patienten während der ersten Konsultation? Wie lange dauern die folgenden Konsultationen?**

    Bitte geben Sie die Zeit in Minuten an.

    Erste Konsultation: _____ Minuten

    Weitere Konsultationen: _____ Minuten

28. **Würde eine Schulung auf folgenden Gebieten Ihr Verhältnis zu HIV/AIDS-Patienten verbessern?**
    (Bitte kreuzen Sie bei jeder Möglichkeit das Zutreffende an.)

Ja	Nein	
❏	❏	Tod- und Trauerberatung
❏	❏	Infektionskontrolle
❏	❏	Informationsvermittlung
❏	❏	Gesprächsführung
❏	❏	Handhabung von Stress-Situationen
❏	❏	Übermittlung von schlechten Nachrichten
❏	❏	Behandlungsfragen
❏	❏	Sonstige (bitte ausführen) _____

29. **Würden Sie eine der folgenden Schulungsarten bevorzugen?**
    (Bitte kreuzen Sie bei jeder Möglichkeit das Zutreffende an.)

    Ja   Nein

    ☐   ☐   Kompaktveranstaltung
    ☐   ☐   Audiokassetten
    ☐   ☐   Bücher
    ☐   ☐   Videos
    ☐   ☐   Vorträge
    ☐   ☐   Gesprächsgruppe mit anderen Ärzten
    ☐   ☐   Gespräche mit anderen Mitgliedern des Gesundheitswesens
    ☐   ☐   Sonstige (bitte ausführen) _____

30. **Wieviel Zeit würden Sie durchschnittlich im Monat für eine Schulung investieren?**

    Bitte geben Sie die Zeit insgesamt in Stunden an.

    _____ Stunden im Monat

*Vielen Dank für Ihre freundliche Unterstützung bei diesem Projekt.
Wir wissen Ihre Zeit und Ihre Bemühungen zu schätzen, aber um genauere Informationen in diesem Bereich zu sammeln, ist diese Erhebung jedoch unentbehrlich.*

13.5 Patientenfragebogen

Das Anschreiben und der Fragebogen für die Patienten sind ebenfalls für diese Monographie von der Originalgröße (DinA 4) auf DinA 5 reduziert worden.

UNIVERSITÄT ZU KÖLN
Erziehungswissenschaftliche Fakultät
Forschungsstelle für Gesundheitserziehung
Prof. Dr. Klaus Klein

50931 Köln
Gronewaldstraße 2
Telefon: 0221/470-4652
Fax: 0221/470-5174

Sehr geehrte Damen und Herren,

im Rahmen eines EG-Projektes entwickelt die *Forschungsstelle für Gesundheitserziehung* der Universität zu Köln in Zusammenarbeit mit anderen EG-Ländern Informationsmaterial und Schulungen für Mitglieder des Gesundheitswesens, die mit HIV-positiven bzw. AIDS-kranken Personen arbeiten.

Das Projekt wird in sechs Ländern (Deutschland, Belgien, Großbritannien, Griechenland, Spanien, Niederlande) durchgeführt, und wir würden uns über Ihre Unterstützung sehr freuen.

Ziel des Projektes ist es, den Bedürfnissen der Ärzte, des medizinischen Personals und der Klienten zu begegnen und die Kommunikation über den schwierigen Themenkomplex, der mit AIDS und HIV in Verbindung steht, zu erleichtern. Ein Schulungsangebot soll im nächsten Jahr entwickelt werden.

Bitte füllen Sie den beiliegenden Fragebogen sehr sorgfältig aus, denn nur so können Sie uns helfen, **Ihre** Bedürfnisse besser verstehen zu lernen.

Für weitere Fragen oder Informationen stehen wir Ihnen jederzeit gern zur Verfügung.

Wir bedanken uns für Ihre freundliche Mitarbeit.

gez. Prof. Dr. Klaus Klein

Patientenfragebogen

Bitte beantworten Sie folgende Fragen so gut Sie können.
Der Fragebogen ist selbstverständlich anonym, und Ihre Informationen werden vertraulich behandelt. Bitte beantworten Sie die Fragen spontan und so ehrlich wie möglich.
Verwenden Sie bei der Rücksendung des Bogens den beigefügten frankierten Umschlag.

Für weitere Fragen und Informationen stehen wir Ihnen jederzeit gern zur Verfügung.
Bitte wenden Sie sich an: *Universität zu Köln*
Forschungsstelle für Gesundheitserziehung
Kerstin Seidel
0221 / 470 - 4652

0. In welcher Umgebung leben Sie?

❏ Großstadt ❏ Kleinstadt ❏ ländliches Gebiet

1. Geburtsjahr   **2. Geschlecht**

19 __ __
❏ männlich
❏ weiblich

3. Nationalität _____

4. Status

❏ Allein lebend
❏ Verheiratet oder mit Partner lebend
❏ In einer Familie lebend
❏ Eine Unterkunft mit anderen teilend
❏ Sonstiges (bitte ausführen) _____

5. Anzahl der Schuljahre einschließlich Grundschule und Universität

_____ Jahre

6. An welcher Bildungseinrichtung haben Sie Ihren letzten Abschluß gemacht?

❏ Hauptschule
❏ Realschule
❏ Gymnasium
❏ Berufsschule
❏ Universität/Fachhochschule
❏ Sonstige (bitte ausführen) _____

7. **Informieren Sie sich über HIV und AIDS bei einer der folgenden Personen/Institutionen?**
(Bitte kreuzen Sie bei jeder Möglichkeit das Zutreffende an.)

Ja	Nein	
❏	❏	HIV-positive Personen und/oder AIDS-Patienten
❏	❏	Facharzt
❏	❏	Hausarzt
❏	❏	Krankenschwester/-pfleger
❏	❏	Andere Personen aus dem Gesundheitswesen (bitte ausführen) _____
❏	❏	Selbsthilfegruppen/Caritative Einrichtungen (bitte ausführen) _____
❏	❏	Medizinische Bücher und/oder Veröffentlichungen
❏	❏	Schule/Universität
❏	❏	Fortbildungskurse
❏	❏	Ausstellungen und/oder besondere Veranstaltungen
❏	❏	Fernsehen
❏	❏	Zeitschriften oder Zeitungen
❏	❏	Eltern
❏	❏	Freunde und Verwandte
❏	❏	Nirgendwo
❏	❏	Sonstige Informationsquellen (bitte ausführen): _____

8. **Welche drei Informationsquellen der oben aufgeführten Liste sind Ihrer Meinung nach am wichtigsten?**
(Tragen Sie bitte die wichtigste Quelle an erster Stelle ein usw.)

1. _____
2. _____
3. _____

9. Welche <u>zwei</u> der folgenden Personen/Institutionen sind Ihrer Meinung nach am geeignetsten darin ...

Personen/Institutionen	1. Informationen zu geben *(Bitte wählen Sie zwei Pers./Institutionen.)*	2. Zuzuhören *(Bitte wählen Sie zwei Pers./Institutionen.)*	3. Emotionale Unterstützung zu geben *(Bitte wählen Sie zwei Pers./Institutionen.)*	4. Zu beraten *(Bitte wählen Sie zwei Pers./Institutionen.)*
Andere HIV-positive Personen/AIDS-Patienten	❏	❏	❏	❏
Der behandelnde Arzt	❏	❏	❏	❏
Facharzt	❏	❏	❏	❏
Krankenschwester/-pfleger	❏	❏	❏	❏
Psychologe/Berater	❏	❏	❏	❏
Sozialarbeiter	❏	❏	❏	❏
Eltern	❏	❏	❏	❏
Freunde und Verwandte	❏	❏	❏	❏
Selbsthilfegruppen	❏	❏	❏	❏
Caritative Einrichtungen	❏	❏	❏	❏

Sonstige (bitte ausführen): _____

10. Wie ist Ihr momentaner Gesundheitszustand?

❏ HIV positiv
  In welchem Jahr diagnostiziert?   19 ___ ___

❏ HIV positiv mit Symptomen
  In welchem Jahr diagnostiziert?   19 ___ ___

❏ Aids krank
  In welchem Jahr diagnostiziert?   19 ___ ___

❏ Sonstige (bitte ausführen) _____

11. War bei Ihnen bisher ein Krankenhausaufenthalt erforderlich?

Ja   Nein

❏   ❏   Falls ja, wieviele Tage insgesamt? _____ Tage

12. Wie haben Sie sich Ihrer Meinung nach mit HIV infiziert?
(Bitte nur eine Möglichkeit ankreuzen.)

❏ Sex mit einem Mann
❏ Sex mit einer Frau
❏ Austausch von Nadeln
❏ Bluttransfusion
❏ Sonstige (bitte genauer ausführen) _____

13. Wer hat Ihnen mitgeteilt, daß Sie HIV-positiv sind?
(Bitte nur eine Möglichkeit ankreuzen.)

❏ Facharzt
❏ Behandelnder Arzt
❏ Krankenschwester/-pfleger
❏ Psychologe/Berater
❏ Sozialarbeiter
❏ Mitglieder einer Selbsthilfegruppe
❏ Jemand anderes (bitte genauer ausführen) _____

14. **Wer hat Ihnen mitgeteilt, daß Sie AIDS haben?**
    (Bitte nur eine Möglichkeit ankreuzen.)

    ❏ Facharzt
    ❏ Behandelnder Arzt
    ❏ Krankenschwester/-pfleger
    ❏ Psychologe/Berater
    ❏ Sozialarbeiter
    ❏ Mitglieder einer Selbsthilfegruppe
    ❏ Jemand anderes (bitte genauer ausführen) _____

    ❏ Frage nicht zutreffend

15. **Wie oft im Jahr besuchen Sie Ihren Arzt?**

    _____ Besuche pro Jahr (schätzungsweise)

16. **Was denken Sie über Ihre Arztbesuche?**

    ❏ Die Anzahl meiner Arztbesuche ist genau richtig.
    ❏ Ich würde gern öfters gehen.
    ❏ Ich würde gern seltener gehen.
    ❏ Sonstiges (bitte ausführen) _____

17. **Aus welchem Grund waren Sie letztes Mal bei Ihrem Arzt?**
    (Bitte kreuzen Sie den Hauptgrund an.)

    ❏ Medizinische Behandlung
    ❏ Psychologische Unterstützung
    ❏ Routine-Untersuchung/Check-up
    ❏ Beratung
    ❏ Sonstiger Grund (bitte ausführen) _____

18. **Wie wichtig ist es für Sie, daß Ihr Arzt die folgenden Punkte für Sie leistet?**
    (Bitte kreuzen Sie jeweils das am ehesten Zutreffende an.)

	Sehr wichtig	Wichtig	Nicht so wichtig	Ich weiß nicht
Medizinische Behandlung	❑	❑	❑	❑
Psychologische Unterstützung	❑	❑	❑	❑
Routine-Untersuchung/Check-up	❑	❑	❑	❑
Beratung	❑	❑	❑	❑

19. **Wie denken Sie, würde Ihr Arzt die folgenden Punkte gewichten?**
    (Bitte kreuzen Sie jeweils das am ehesten Zutreffende an.)

	Sehr wichtig	Wichtig	Nicht so wichtig	Ich weiß nicht
Medizinische Behandlung	❑	❑	❑	❑
Psychologische Unterstützung	❑	❑	❑	❑
Routine-Untersuchung/Check-up	❑	❑	❑	❑
Beratung	❑	❑	❑	❑

20. **Haben Sie sich - seit Sie wissen, daß Sie HIV-positiv sind/AIDS haben - jemals folgendermaßen gefühlt?**
    (Bitte kreuzen Sie bei jeder Möglichkeit das Zutreffende an.)

Ja	Nein	
❑	❑	Wütend
❑	❑	Abgelehnt, zurückgewiesen
❑	❑	Verlassen, einsam
❑	❑	Beschämt
❑	❑	Ängstlich
❑	❑	Beurteilt, bewertet
❑	❑	Schuldig
❑	❑	Vernachlässigt
❑	❑	Unterstützt
❑	❑	Verstanden
❑	❑	Selbstsicher
❑	❑	Unverändert
❑	❑	Motiviert, entschlußfreudig
❑	❑	Sonstige Gefühle (bitte ausführen) _____

21. **Haben Sie mit folgenden Personen über diese Gefühle gesprochen?**
    (Bitte kreuzen Sie bei jeder Möglichkeit das Zutreffende an.)

Ja	Nein	
❏	❏	Andere HIV-positive Personen oder AIDS-Patienten
❏	❏	Facharzt
❏	❏	Hausarzt
❏	❏	Krankenschwester/-pfleger
❏	❏	Andere Mitarbeiter des Gesundheitswesens
❏	❏	Eltern
❏	❏	Freunde und Verwandte
❏	❏	Mitglieder von Selbsthilfegruppen
❏	❏	Sonstige Personen (bitte ausführen) _____

22. **Treffen folgende Beschreibungen auf das Verhältnis zu Ihrem Arzt zu?**
    (Bitte kreuzen Sie bei jeder Möglichkeit das Zutreffende an.)

Ja	Nein	
❏	❏	Freundlich
❏	❏	Angenehm
❏	❏	Gespannt
❏	❏	Schwierig
❏	❏	Beurteilend
❏	❏	Einfach
❏	❏	Verständnisvoll
❏	❏	Mit Auseinandersetzungen verbunden
❏	❏	Sonstige _____

23. **Haben Sie das Gefühl, daß Ihnen Ihr Arzt zuhört?**

    ❏ Immer   ❏ Oft   ❏ Manchmal   ❏ Nie

24. **Wie würden Sie das Verhältnis zu Ihrem Arzt beschreiben?**

    ❏ Sehr gut   ❏ Gut   ❏ Mittelmäßig   ❏ Schlecht

25. Stimmen Sie mit den folgenden Sätzen überein?
(Bitte kreuzen Sie bei jeder Möglichkeit das Zutreffende an.)

Ja   Nein

- ❏ ❏ Ich habe den Eindruck, ich langweile meinen Arzt.
- ❏ ❏ Ich habe den Eindruck, ich bringe meinen Arzt in Verlegenheit.
- ❏ ❏ Ich empfinde meinen Arzt als zurückhaltend.
- ❏ ❏ Ich empfinde meinen Arzt als aufmerksam, wenn ich etwas sage.
- ❏ ❏ Ich glaube, daß mein Arzt daran interessiert ist, was ich durchmache.
- ❏ ❏ Ich glaube, mein Arzt hat Angst vor mir.
- ❏ ❏ Ich glaube, daß mein Arzt mit mir diskutieren will.

26. Können Sie mit Ihrem Arzt über folgende Dinge sprechen?

Ihre Art zu leben

❏ Immer   ❏ Oft   ❏ Selten   ❏ Nie   ❏ Ich weiß nicht

Ihr Sexualleben

❏ Immer   ❏ Oft   ❏ Selten   ❏ Nie   ❏ Ich weiß nicht

Das Verhältnis zu Ihren Freunden

❏ Immer   ❏ Oft   ❏ Selten   ❏ Nie   ❏ Ich weiß nicht

Ihren Drogenkonsum *(Nur beantworten, falls zutreffend.)*

❏ Immer   ❏ Oft   ❏ Selten   ❏ Nie   ❏ Ich weiß nicht

27. **Wer von Ihnen gibt bei einem Gespräch den Anstoß zu folgenden Themen, Sie oder Ihr Arzt?**

    Tod

    ❑ Immer der Arzt   ❑ Meistens ich
    ❑ Meistens der Arzt   ❑ Immer ich
    ❑ Beide gleichermaßen   ❑ Bisher nicht diskutiert

    Sex

    ❑ Immer der Arzt   ❑ Meistens ich
    ❑ Meistens der Arzt   ❑ Immer ich
    ❑ Beide gleichermaßen   ❑ Bisher nicht diskutiert

    Einschränkungen der ärztlichen Behandlung

    ❑ Immer der Arzt   ❑ Meistens ich
    ❑ Meistens der Arzt   ❑ Immer ich
    ❑ Beide gleichermaßen   ❑ Bisher nicht diskutiert

28. **Wie viel, denken Sie, investiert Ihr Arzt in das Verhältnis zu Ihnen?**

    ❑ Viel   ❑ Ein bißchen
    ❑ Ziemlich viel   ❑ Nichts
    ❑ Einiges   ❑ Ich weiß nicht

29. **Glauben Sie, daß Ihr Arzt an Ihnen interessiert ist?**

    ❑ Nein.
    ❑ Ja, aber nur, weil ich krank bin.
    ❑ Ja, an mir als Person.
    ❑ Ich weiß nicht.

30. **Haben Sie jemals die Kontrolle über Ihre Gefühle gegenüber Ihrem Arzt verloren (z.B. geweint)?**

    ❑ Nein
    ❑ Ja   Wenn ja, wie hat Ihr Arzt reagiert?

    ❑ Sehr gut
    ❑ Gut
    ❑ Mittelmäßig
    ❑ Schlecht
    ❑ Sehr schlecht

31. **Könnten die folgenden Möglichkeiten die Qualität der Behandlung verbessern?**
    (Bitte kreuzen Sie bei jeder Möglichkeit das Zutreffende an.)

Ja	Nein	
❑	❑	Eine bessere Ausbildung der Ärzte in der Gesprächsführung
❑	❑	Fortbildung der Kontaktpersonen im Gesundheitswesen
❑	❑	Eine freundlichere Umgebung
❑	❑	Weniger Wartezeit
❑	❑	Häufigere Beratungstermine
❑	❑	Längere Beratungstermine
❑	❑	Intensivere Beratungstermine
❑	❑	Entspanntere Beratungstermine
❑	❑	Sonstige (bitte ausführen) _____

Patientenfragebogen

32. **Wie wichtig sind für Sie folgende Werte, um ein gutes Verhältnis zu Ihrem Arzt zu bekommen?**

Vertrauen
❏ Sehr wichtig   ❏ Wichtig   ❏ Nicht so wichtig   ❏ Keine Meinung

Respekt
❏ Sehr wichtig   ❏ Wichtig   ❏ Nicht so wichtig   ❏ Keine Meinung

Urteilsfreiheit
❏ Sehr wichtig   ❏ Wichtig   ❏ Nicht so wichtig   ❏ Keine Meinung

Akzeptanz
❏ Sehr wichtig   ❏ Wichtig   ❏ Nicht so wichtig   ❏ Keine Meinung

Glaubwürdigkeit
❏ Sehr wichtig   ❏ Wichtig   ❏ Nicht so wichtig   ❏ Keine Meinung

Diskretion
❏ Sehr wichtig   ❏ Wichtig   ❏ Nicht so wichtig   ❏ Keine Meinung

Zuhören
❏ Sehr wichtig   ❏ Wichtig   ❏ Nicht so wichtig   ❏ Keine Meinung

Verständnis
❏ Sehr wichtig   ❏ Wichtig   ❏ Nicht so wichtig   ❏ Keine Meinung

Unterstützung
❏ Sehr wichtig   ❏ Wichtig   ❏ Nicht so wichtig   ❏ Keine Meinung

Kommunikation
❏ Sehr wichtig   ❏ Wichtig   ❏ Nicht so wichtig   ❏ Keine Meinung

33. **Findet Ihr Arzt die "richtigen Worte", um Ihre Gefühle auszudrücken?**

    ❏ Immer   ❏ Oft   ❏ Selten   ❏ Nie   ❏ Ich weiß nicht

34. **Verwendet Ihr Arzt normalerweise Wörter, die für Sie einfach zu verstehen sind?**

    ❏ Immer   ❏ Oft   ❏ Selten   ❏ Nie   ❏ Ich weiß nicht

35. **Sind Sie zufrieden mit der Zeit, die Ihr Arzt normalerweise für Sie aufwendet?**

    ❏ Immer   ❏ Oft   ❏ Selten   ❏ Nie   ❏ Ich weiß nicht

36. **Wie lange dauerte Ihr erster Arztbesuch?**
    Wie lange dauerten die Folgetermine?

    Bitte geben Sie die Zeit in Minuten an.

    Erste Konsultation: _____ Minuten

    Weitere Konsultationen: _____ Minuten

Vielen Dank für Ihre freundliche Unterstützung bei diesem Projekt.
Wir wissen Ihre Zeit und Ihre Bemühungen zu schätzen, aber um genauere Informationen in diesem Bereich zu sammeln, ist diese Erhebung jedoch unentbehrlich.